王孟英临证谋略

钱菁 编著

WANG MENGYING LINZHENG MOULUE

陕西新华出版
陕西科学技术出版社
Shaanxi Science and Technology Press

图书在版编目（CIP）数据

王孟英临证谋略 / 钱菁编著． -- 西安：陕西科学技术出版社，2025. 1. -- ISBN 978-7-5369-9127-9

Ⅰ. R249.49

中国国家版本馆 CIP 数据核字第 2024LD4929 号

WANG MENGYING LINZHENG MOULUE
王孟英临证谋略
钱菁　编著

责任编辑	高　曼
封面设计	人文在线

出 版 者	陕西科学技术出版社
	西安市曲江新区登高路 1388 号陕西新华出版传媒产业大厦 B 座
	电话（029）81205187　传真（029）81205155　邮编 710061
	http://www.snstp.com
发 行 者	陕西科学技术出版社
	电话（029）81205180　81205178
印　　刷	三河市龙大印装有限公司
规　　格	710mm×1000mm　16 开
印　　张	13.75
字　　数	185 千字
版　　次	2025 年 1 月第 1 版
	2025 年 1 月第 1 次印刷
书　　号	ISBN 978-7-5369-9127-9
定　　价	68.00 元

版权所有　翻印必究

序

王孟英出生于医学世家，号潜斋，又号野云、半痴山人，生于1808年，卒于1863年，其曾祖王学权、祖父王国祥和父亲王升都精通医学。14岁时父亲重病而逝，临终前对他说："人生天地之间，必期有用于世，汝识斯言，吾无憾矣。"由此他立志学医。王孟英从小就勤学苦读，只要稍有闲暇就"披览医书，焚膏继晷，乐此不疲"，上自《内经》《难经》，下至明清当代名家著作书籍，悉心研读，博采众长，以为所用，为从事中医学研究打下了坚实的理论基础。

王孟英为清代著名的温病学家，历经嘉庆、道光、咸丰、同治四朝，与叶桂、薛雪、吴瑭并称"温病四大家"。他出身中医世家，曾祖王学权、祖父和父亲都是当地有名的中医。王孟英在先辈的教导下，苦读十载，尽得家学真传，17岁便开始独立行医。为了增长见识，积累临床经验，他游历四方，医治病人无数，医术日益精湛。

纵观王孟英的学术成就，主要体现在以下几个方面：

（1）继承和发展温病学说：王孟英充分继承了叶天士、薛雪、章虚谷等温病学家的成就，他对前贤的学术观点不盲目跟从，而是通过实践和研究，提出自己的见解。他撰写的《温热经纬》和《霍乱论》等著作，对温病的病因、病机、诊断和治疗进行了深入的探讨和总结，为温病学说的发展作出了重要贡献。

（2）创新中医理论：王孟英在临床实践中，提出了"痰饮"的概念，这是他对中医理论的创新和发展。他认为"痰饮"是一种病理产物，也是导致疾病的重要因素之一，这一观点对中医临床实践具有重要的指导意义。

（3）重视养阴清热：王孟英在治疗温病时，十分重视养阴清热的方法。他认为，温病的发生与人体的阴虚火旺有关，因此治疗时应以养阴清热为主。他创立的王氏清暑益气汤，以甘寒苦寒为主，是治疗暑热的有效方剂，被后人广泛应用。

（4）丰富中医临床经验：王孟英在长期的临床实践中，积累了丰富的经验。他擅长治疗各种温热病，如霍乱、疟疾、痢疾等，对疑难杂症也有独特的见解和治疗方法。他的临床经验对中医临床实践具有重要的参考价值。

总之，王孟英是清代著名的中医大家，他的学术成就对中医的发展产生了深远的影响。他的著作和临床经验，为后人学习和研究中医提供了宝贵的资料。

我与钱菁先生相识迄今正好35年，钱菁先生系浙北地区第一位从事男科临床的中医，1990年春季我筹办"华东地区中医男科首届学术大会暨华东地区中医男科学会成立大会"，委托钱菁副院长承办，那次会议虽然号称是华东地区中医男科学术大会，实质上来自全国各地的近400位中医男科同行参加了会议，是当时中医男科历史上出席会议人数最多的一次学术大会，也是历史上第一次以中医男科正名举行的会议，以往一般称男性学或男性病学。

钱菁先生从事男科临床工作逾35年，临床经验丰富，擅长男性不育、性功能障碍、前列腺等疾病的诊治，在当地颇有声誉，其患者来自全国各地。1989年起钱菁先生邀请我每月一次到海宁中医院门诊，每次门诊患者在150人左右，持续多年。我们时常有信札互通，交流自己的男科临床诊治体会。每年均有数次相互拜访，切磋自己的经验。

除了中医男科的研究与临床外，钱菁先生对海宁的乡土医学与文化也进行了深入研究，已出版专著9本。尤其对王孟英的医学思想和临床经验进行了深入的研究。花费了颇多心血，深入查阅古籍、披览文史资料，遍访王孟英之足迹，与海宁市文教卫体与文化文史学习委员会共同编写《大国医王孟英》一书及《王孟英》等，被誉为研究王孟英学术思想和临床经验的专家。

每有专著付梓，总会赠书给我，通过学习发现，其中钱菁先生对王孟英的研究具有以下特点：

（1）深入挖掘：钱菁对王孟英的生平、著作和学术思想进行了全面而深入的研究。他通过查阅历史资料、研究医案和分析学术著作等方式，对王孟英的医学成就和贡献进行了系统的梳理和总结。

（2）注重实践：钱菁注重从实践中求得真知，又善于博采众家之长。他在研究王孟英的学术思想时，不仅关注其理论体系，还注重将其理论与临床实践相结合，探讨其在实际医疗中的应用和效果。

（3）结合时代背景：钱菁在研究王孟英时，充分考虑了当时的时代背景和社会环境。他通过对王孟英所处时代的医学发展、社会文化等方面的研究，更好地理解了王孟英的学术思想和实践，以及其对当时医学发展的影响。

（4）跨学科研究：钱菁的研究不仅仅局限于医学领域，还涉及历史学、文化学等多个学科。他通过跨学科的研究方法，从不同的角度探讨了王孟英的学术思想和贡献，为深入研究王孟英提供了新的思路和方法。

（5）传承与创新：钱菁在研究王孟英的过程中，注重传承和创新。他在传承王孟英学术思想的基础上，结合现代医学的发展和临床实践的需要，提出了一些新的观点和见解，为推动中医的发展和创新作出了贡献。

尤其是王孟英先生的卒年，众说纷纭，没有定论。钱菁先生做了深入研究和挖掘，通过10年时间考证，最终作出权威结论，1863年农历五月二十六日，为了抢救霍乱患者，王孟英先生不幸染上霍乱而逝，逝世时，

《冷庐医话》作者陆以恬在卧榻前。钱菁先生又一研究王孟英的专著即将出版，此书将王孟英诊治疾病的故事一一道来，从浅显的故事中可以窥见王孟英的学术经验与水平，尤其是对初学中医者多有裨益。钱菁先生索序于我，不揣浅鄙，作序如上。

戚广崇

于甲辰年初夏沪上双万斋

（戚广崇：上海中医药大学附属岳阳中西医结合医院二级主任医师、教授，享受国务院特殊津贴专家，现任中国民族医药学会男科分会会长，曾任中华中医药学会男科分会主任委员、不育症专业委员会主任委员、上海市中医药学会性医学分会主任委员、上海市医学领先专业不育症特色专科主任等）

目 录
Contents

一、佩姜救急　一举成名……………………………………………… 1

二、指心抓舌　立判中毒……………………………………………… 3

三、药与病符　用皆适宜……………………………………………… 4

四、脉学精深　不必虚言……………………………………………… 6

五、不道人非　相见恨晚……………………………………………… 8

六、鸦片荼毒　误尽苍生……………………………………………… 10

七、恪守百日　终得康强……………………………………………… 11

八、阳气不宣　博公一嚏……………………………………………… 13

九、救治霍乱　亮剑出鞘……………………………………………… 15

十、搜剔余邪　热去津存……………………………………………… 17

十一、鲜肉煮汤　补肾生津…………………………………………… 18

十二、手眼可学　心地难及…………………………………………… 20

十三、大剂苦寒　父子同愈…………………………………………… 22

十四、急则治标　死里求生…………………………………………… 24

十五、勿疑吾药　犹有望焉 …………………………………… 26

十六、攻补皆否　轻清取之 …………………………………… 27

十七、艾灸可用　非治百病 …………………………………… 29

十八、危险之候　从不轻弃 …………………………………… 31

十九、瘄疹盛行　清解而痊 …………………………………… 33

二十、治法可传　直超古人 …………………………………… 34

二十一、误用温补　名士枉死 ………………………………… 36

二十二、勿从疟治　病必自安 ………………………………… 38

二十三、坚持挽救　水到渠成 ………………………………… 40

二十四、学生患难　缘存其间 ………………………………… 42

二十五、死方活病　量体裁衣 ………………………………… 43

二十六、三美相济　起死回生 ………………………………… 45

二十七、若非半痴　恐不能救 ………………………………… 47

二十八、勿以高年　而畏峻药 ………………………………… 49

二十九、无论轻重　初治得法 ………………………………… 50

三十、各逞所能　竟成不治 …………………………………… 52

三十一、疫疠盛行　刊方救焚 ………………………………… 54

三十二、手眼通天　洵非虚名 ………………………………… 56

三十三、一帖见效　再剂而安 ………………………………… 57

三十四、大剂梨汁　喘息始平 ………………………………… 59

三十五、产后怪病　甘寒疗之 ………………………………… 61

三十六、舌战群医　镇静不摇 ………………………………… 63

三十七、古镜照神　是有真宰 ………………………………… 66

三十八、药惟对证　乃克病愈 ………………………………… 68

三十九、晨膏午丸　此为一法 ………………………………… 70

四十、全家患温　竭力救治	72
四十一、骇人之病　骇人之药	74
四十二、煮汤代茶　益人神志	76
四十三、酷热中暑　施救有方	77
四十四、温病泄泻　求之不得	79
四十五、暑邪内伏　清气为先	81
四十六、病机隐伏　测识非易	83
四十七、燃犀之照　激浊扬清	85
四十八、有愈之心　无愈之道	86
四十九、不惑之智　肃清肺胃	88
五十、病已将愈　何危之有	90
五十一、药之对证　三剂而知	92
五十二、纵使孕产　不畏寒凉	94
五十三、危在须臾　死里求生	96
五十四、古案未闻　后贤难追	97
五十五、温补治病　何可废也	99
五十六、加一木通　心热自出	101
五十七、谬治逾月　竭力图救	103
五十八、识信平日　诚服斯时	105
五十九、书生迂腐　误读经书	107
六十、以食入药　本为同源	108
六十一、诊如断案　辨别真伪	111
六十二、用药至轻　奏效至捷	112
六十三、治标治本　游刃有余	114
六十四、黄芩定乱　转战上海	116

六十五、病本不重　不必邀功	118
六十六、一虚一实　治愈县令	120
六十七、榜眼夫人　宫保女孙	122
六十八、病不易识　药不易用	123
六十九、欲疗百病　无此治法	124
七十、药贵对证　不贵补也	126
七十一、力排众议　愈疟重证	127
七十二、酷暑如焚　施药济人	128
七十三、清暑解热　即顾元气	130
七十四、千里承招　金溪救友	132
七十五、一纸尺牍　觅得知音	133
七十六、与人规矩　非与人巧	135
七十七、急救阴液　终获生机	137
七十八、先调升降　辨证为要	138
七十九、忌投温燥　宜予轻清	140
八十、肯服吾药　不日可愈	141
八十一、精思巧妙　法奏神效	142
八十二、无须一月　即可痊愈	144
八十三、清化治疟　其效如神	145
八十四、有药治病　无药移情	147
八十五、病犹在卫　故可治也	148
八十六、如匙开锁　后学津梁	150
八十七、一日三遇　皆无可药	152
八十八、读书辨证　须具只眼	154
八十九、善用膏方　保无后患	155

九十、神不能治　人则能治……156
九十一、因施上药　得挽沉疴……159
九十二、补气之法　以治便秘……161
九十三、煎药用水　颇多创意……161
九十四、治病求本　诧为神治……162
九十五、无病而药　是谓黩武……165
九十六、不遇先生　必致夭枉……166
九十七、为医如相　不守成法……167
九十八、诊治内伤　虚处求实……169
九十九、轻清开泄　覆杯而愈……170
一〇〇、四竹并用　救治危证……172
一〇一、量体裁衣　用药首务……173
一〇二、隔垣之视　允宜垂世……175
一〇三、温补杂投　力劝停药……176
一〇四、外科虽疏　敷贴疗疮……177
一〇五、药有定性　病无定形……179
一〇六、姑拟一方　仅许小瘥……181
一〇七、活泼如龙　随机应变……182
一〇八、伤寒挟食，法宜清化……183
一〇九、高年发热　一饮而退……185
一一〇、仁心为质　力倡凿井……186
一一一、敢告世人　毋蹈覆辙……187
一一二、酒耗谷麦　税收调节……189
一一三、乡医有道　且道之深……190
一一四、气得下趋　病可渐愈……192

一一五、传抄单方　最非易事 …………………………… 193

一一六、微妙之学　脉之可凭 …………………………… 195

一一七、蒋母病重　急招回硖 …………………………… 196

一一八、大令有招　乘桴崇明 …………………………… 197

一一九、如若初起　一味可愈 …………………………… 199

一二〇、假馆潜斋　补遗验案 …………………………… 201

一二一、虽非大证　稍误亦危 …………………………… 202

一二二、此病在胆　而不在心 …………………………… 204

一二三、每见重证　不可轻弃 …………………………… 205

一、佩姜救急　一举成名

王孟英十三岁开始学医,在婺州孝顺街盐业商行,白天工作,晚上钻研历代医籍经典,一边从商一边学习,废寝忘食,乐此不疲。通过刻苦勤奋的努力,几年下来,已学得一手好本事,深得婺州盐业主政周光远的青睐和信任。周光远也是钱塘人,较王孟英年长十岁,在金华主政盐务,因同为杭州老乡,又欣赏王孟英的聪明、勤奋和刻苦,两人成为好友以兄弟相称。道光三年(1823),王孟英十七岁那一年夏天,周光远生日宴请,参加者都是当地政商耆宿、社会名流,王孟英作为好友也在受邀之列。

周光远体态丰腴白皙,盐政又是肥缺,生日设宴当然丰盛热闹。酒过三巡,周光远内急上厕所后,突然身体发冷,全身冒汗,嘴唇苍白,声音低微,在场各宾客大惊失色,都以为是中暑得了痧证,有几位懂医的老学究建议用芳香开窍的治痧药给他治疗。时逢夏天,因痧证是常见病,治痧药一般家庭都备有,何况富贵之家。

此时的王孟英却非常警觉也很冷静,他与周光远相处多年,很了解好友的身体状况。体态肥胖、平日气虚,又逢酷暑盛夏,加上饮酒过度,恐怕并非痧证那么简单。王孟英上前握起周光远手臂,屏息凝神为其诊脉,此时,脉象已微软欲绝,于是判断这并不是暑邪内闭之痧证,而是阳气欲绝之脱证。这可是两个截然不同的病证。痧证是感受时令不正之气,或秽浊邪毒及饮食不洁所引起的一种季节性病证,又称痧气、痧胀,以突然头晕、头痛,脘腹胀闷绞痛,欲吐不吐,欲泻不泻,四肢挛急,甚至昏厥,唇甲青紫,或于肘窝、腋窝、颈前两旁出现青紫痧筋为特征,常见于夏暑季节，以清热解毒、化浊除秽为主；而脱证是元气败脱、神明散乱的一种危险证候，以突然神昏或昏聩，肢体瘫软，手撒肢冷汗多，严重的可见周身湿冷，二便失禁，舌痿质紫暗，苔白腻，脉沉缓或沉微，治疗应该用益气回阳、扶正固脱为主，用方应是参附汤一类。两种病虚实不同，治疗如发生差错，性命危在旦夕。

面对病人是自己的好友，周围满屋子都是名流元老，王孟英异常镇定，缓缓地说出了自己的判断，并阻止家人使用已经准备好的治痧药，说了句"痧药为香散之性，服后会加速病情，反增危险"。

边上几位诊断为痧证的老者，听了这句话，再看看眼前这位年轻人，竟然轻蔑地耻笑说："童子何知？"好在这时的周光远意识还清醒，加上他岳父也是医家，本人略通医学，也觉得自己的病不是痧证。基于平时对王孟英的了解，他用眼神和手势告诉家人，肯定了王孟英的诊断和治疗建议。旁边的老者见到当事主人也认可王孟英，就不好再干预了。

病情危急，仓促之间开方、购药，时间已来不及，救治不能再拖，情急之中，王孟英忽然看到旁边周光远的妹妹周琴仙身上挂有一块女佩姜，约有四五钱重，赶紧叫琴仙取下，煎汤灌下。服下佩姜汤后，周光远明显缓和下来，然后王孟英再开出以党参、黄芪、白术、甘草等补气回阳之方，用于培补调后，成功挽救了周光远的生命。

女佩姜何以能急救脱证？女佩姜其实就是干姜，中医称之为"温中回阳第一要药"，其性大辛大热，属阳中之阳，通心阳是其第一作用。关于女佩姜的功效和制作方法，王孟英还在以后的著作中做了专门介绍："在初伏日取生姜一块，穿线后令女子贴身佩戴，年愈久愈佳，名女佩姜，治阳虚欲脱之证可急用。"古时江浙一带，尤其是浙东山区，少女有挂佩姜的习俗。因山区多阴湿，而少女又是纯阴之体，佩戴干姜可起到祛寒化湿、温阳通脉的作用，佩戴多年的生姜已属陈年干姜，又得女性阴柔之气调和，已缓解了大辛大热的性味，备在家中可用于救急。

这次急救，由于王孟英判断准确，仅以一块佩姜解除生命危险，令周光远一家感激不尽。从此，周光远与王孟英建立了更为密切的关系，两人以兄弟相称终生。其后，周光远一家人凡患病，也全信赖王孟英治疗。周光远逢人便说王孟英救治自己的神奇经过，从此，年轻的王孟英在婺州声名鹊起。

二、指心抓舌　立判中毒

成功救治周光远的脱证后，年轻的王孟英快速在婺州出名，因为王孟英生性执着又聪慧过人，越是疑难复杂的病证越是喜欢治，为此他还专门给自己取了个外号叫"半痴"。

王孟英所住的盐业商行就在婺州孝顺街。一次，离王孟英所住商行不远的孝顺街衙门，有一位仓库管理员半夜突然患急诊，症状表现为拉床扒席，不能说话，问他什么地方不舒服，患者只是用手指心抓舌。先请来的医生无法确诊到底患的是什么病，只能初步判断可能是干霍乱，干霍乱中医又称绞肠痧，可出现欲吐不吐、欲泻不泻、心腹绞痛的症状。正在举棋不定之时，家人急请王孟英来会诊。

王孟英看到病人的临床表现，便质疑反问，干霍乱怎么会不能说话呢？从患者拼命用手指心抓舌这一个动作分析，王孟英判断似乎是吃了什么东西的中毒症状，便问一起用餐的几位同事吃过什么，其他人有没有同样症状，但都没有结果。

于是，王孟英用银针验毒，也没发现什么。但王孟英依然很自信，判断患者一定是中毒，由于深夜，即使开了处方也无处买药，紧急情况下，王孟英急中生智，叫患者家人赶紧拿来二升绿豆，用急火煎煮了几大碗清汤，待凉后频频灌服。至凌晨，患者渐渐安然入睡，王孟英才放心回家。

第二天一早，王孟英放心不下病人，便再次前往探视。此时病人已经清醒，也能说话了，便告诉王孟英，自己因为久患风湿痹痛，听说有一种草药可治，就上山拔了一些吃，下咽后就感觉心跳胸闷、烦躁不安，回到家里就舌头麻木不能说话了，所以家里人也不知道吃了什么，并再三感谢王孟英的及时解救之恩。

绿豆不仅是一种常见食用豆类，也是一味常用中药，王孟英在治病过程中，会经常使用。五十四岁那年，王孟英在濮院避乱时，写了一本著作《随息居饮食谱》，书中有一栏目对绿豆作了专门介绍："绿豆，甘凉，煮食清胆养胃，解暑止渴，润皮肤，消浮肿，利小便，已泻痢，析酲饵疫。浸罨发芽，摘根为蔬，味极清美。生研绞汁服，解一切草木金石诸药、牛马肉毒。或急火煎清汤冷饮亦可。""析酲"指解酒醉；"饵疫"指预防疫疠；"浸罨"指绿豆芽制作方法。最后，王孟英重点强调了用急火煎清汤冷饮，可解一切草木金石之毒。

三、药与病符　用皆适宜

王孟英治疗温病时证，最早是从治疗疟疾开始，以"治疟如神"出名。疟疾是一种很古老的疾病，早在两千多年前的《内经》中就有明确记载，直至中华人民共和国成立之前依然十分常见。中医学上所称的疟疾并非等同于现代传染病学意义上的疟疾，除包含由疟原虫感染的传染病外，还广泛包括寒热往来、发作有时等温热病。在古代此病极为常见，民间又称为"打摆子"，发作时寒热交替，冷时如入冰窖，热时似进烤炉，是一种非常折磨人的疾病。在王孟英以前的医家，治疗疟疾，主要以经方"小柴胡汤"为主，而王孟英则独创清凉法，大多数情况下，以"一剂而愈"闻名于世。

道光十一年（1831）夏天，二十三岁的王孟英刚从婺州回到杭州，有一位山东海阳的商人赵子升，感染了疟疾，急请王孟英诊治。因时在暑热季节，王孟英并不拘泥于经方小柴胡汤治疗，而是根据时令，清解暑热用白虎汤为主，结果一剂而愈，从此王孟英治疗疟疾一剂而愈的名声开始传播。在接下来的一段时期，王孟英以辨证论治为原则，以发病季节、体质壮衰，临床表现的不同，独创以清凉法为主的治疗方法，治愈了大量的疟疾患者。

如秋季发病的杭州人范丽门，王孟英用白虎加桂子汤以清热兼祛风为主而愈。治疗周光远舅妈时，因先有其他医生用过小柴胡汤三剂无效，已出现汗出昏厥、妄语遗溺，演变为阳明暑疟重证，王孟英也仅以竹叶石膏汤两剂而愈。庄仲芳夫人年已六十，也患疟疾重证，也是经王孟英治愈。其时正逢疟疾流行，凡经王孟英治疗，无不得心应手，经其治愈的患者也无不惊异，叹为神医。庄仲芳在王孟英治愈其夫人后，曾问他是如何做到在短期内快速治愈的，王孟英回答："发病之人，有南北不同地域，体质禀赋各不相同，有虚有实，有壮有衰，重要的是在于辨证之明确，只要药与病符，都是适宜的，并不一定要拘泥于古人治疟的一方一药。"

两年以后，周光远还在婺州，也患了疟疾。一开始周光远认为疟疾并不是什么重病，就在当地治疗，先用表散，继而滋补，拖延了一个多月还未治愈，依然寒热不休，人瘦肉削，甚至出现善呕恶食，溺赤畏冷等症状。此时，周光远开始紧张并重视起来，赶紧乘船回到杭州，请王孟英治疗。王孟英看后明确诊断是足太阴湿疟，以金不换正气散为主方，结果三剂而愈，考虑到周光远患病时间较长，王孟英又善后调理了数日，直至完全恢复，周光远才回到婺州。第二年，他疟疾复发，当地友人都好心为他推荐医生治疗，有了去年的教训，这次周光远不再折腾，因发病证状与前一次差不多，就找出前年王孟英所开处方，按原方服用三剂，果然而愈，当地朋友听说后也无不称奇。回到杭州后的周光远，还专程就此事向王孟英致谢。王孟英告诉他，疟疾尽管不是什么大病，但很容易按年发作，为此专门给了周光远一张崇土胜湿丸方，关照他在明年夏令时预服，可预防复发。周光远按照王孟英的医嘱，第二年秋天果然没有发病，以后也一直不再发作。

后来，王孟英在编写《古今医案按》一书时，对如何治疟作了专门的论述："昔贤论疟，多主风寒，今世之疟，多属时邪，故觉寒易治，而以为热难治矣。"正因为这个原因，今人在临证时往往"执死法以治活病，误用而致奇祸者不少"。临床上疟疾变化多端，症状不一，"有疟至将愈之时，其发陡重，大寒大战，大热大渴，遂大汗而解，其疟遂已者，有一日两发或数发，而其疟遂愈者"。因此要根据不同情况，遵循"经文难逆，病机甚活"的原则，采取灵活多变的方法，这才是治疟的真谛。

四、脉学精深　不必虚言

王孟英精于医学，深通脉学，但他平日很少与人谈脉理，也不以此为自满。而脉学中，能以脉断妊娠则是最为不容易之事。古人以脉断妊，往往是衡量优秀医生基本功的一项专门技能。周光远曾亲眼见到王孟英多次以脉断妊的真实案例。

道光十五年（1835），王孟英为黄履吉夫人诊病，看完病告诉黄履吉，夫人怀孕了。当时黄夫人并不以为意，因为月经正常按月而行。过了一个月，王孟英再次为黄夫人按脉，依然坚持说是妊脉，但黄夫人月经依然按时而来，只不过量较平时少了许多。到了第三个月，王孟英还肯定说是妊脉，并解释道："汛不断者，荫胎之余耳"，之后会逐月减少。果然下月月经还是照常而行，经血量确实越来越少，但黄家人还是不信，以为王孟英胡说。到了四个月以后，开始停经，妊娠征象已很明显，黄家人才信王孟英并非胡说，一直到足月，如期分娩，黄家及周围亲朋好友才知道王孟英确实厉害。

道光十六年（1836）夏天，一位满洲人赴粤东任盐政官，携家人途经杭州，住在朋友李云台家，因其夫人身体不适，李云台便请来王孟英为其诊病。王孟英诊脉后，便说，夫人无病，然后用了一个比喻，说是"熊罴入梦"。"熊罴入梦"是一个成语，旧时多用于祝人生子，出自《诗经·小雅·斯干》"维熊维罴，男子之祥"。当时夫人并不相信，说这个月月经刚停，不太可能。因王孟英诊脉果断，还说是男孩，认为王孟英言过其实，反而对王孟英的医术心生疑惑。游玩杭州后，便随丈夫去了粤东，到了任上又邀请杭州朋友李云台以幕僚入粤。第二年，李云台写信给王孟英，告知主政夫人于春天果然生得一子，举家大喜，并表示感激之情，极夸王孟英指下功夫了得。同一年秋，周光远的夫人也因月经愆期请王孟英诊治，王孟英诊脉后判断是妊娠，并告说是男孩。到了下一年夏天，周夫人果然产下一男婴。还是这一年，钱塘名士邵鱼竹的二儿媳怀孕后，想请王孟英判断一下性别。王孟英诊脉后即说，你老准备明年抱孙子吧，第二年果断产下一男孩。

这一年，周光远还记录了王孟英诊脉断妊的另外三个案例，都有名有姓，真实可信。一例是周光远表弟媳妇，因身体不适，经行不畅且量少，腰腹微胀，自以为是心情不好，肝气所滞引起，便请王孟英诊疗。王孟英切脉后，也果断说："怀麟矣。""怀麟"即指怀男孩。初起，家人将信将疑，过了几个月，妊症明显后始信，至第二年，果然是"弄璋之喜"。"弄璋"是生男孩的古称。璋是一种玉器，古时生下男孩把璋给孩子玩，希望儿子将来有玉一样的品德，后人因此把生男孩称为"弄璋"。另一例是周光远朋友吴云阶夫人，年已四十，停经后腹胀日甚，其他医生看过后认为不是妊娠而是患病，但治疗后并不见效，便请王孟英诊治。王孟英诊后果断说是怀孕，后有了胎动，家人才相信，下一年便生下一女婴。还有一例是王孟英的老病人石诵羲夫人，因脘痛刚愈，月经愆期，请王孟英诊脉，王孟英说是妊脉，不用治疗，不久妊症明显，石夫人才信服王孟英脉诊神奇。

周光远本来就对王孟英的医术极为折服，回到杭州后，曾随王孟英学医。这一年见证了王孟英对妊脉诊断神奇又准确的几个案例，愈发对王孟英佩服得五体投地，为此特意请教王孟英。王孟英谦虚地说："妊孕之脉最为难凭，有初娠即现于脉者，有三四月始现于脉者，有始终不见于脉者。此与凭脉断证有时可凭，有时不足凭，同一至理。"并不以此自傲，还说是偶然巧合而已。周光远感慨说："可见真学问人，必不恃虚言以眩世也。"

五、不道人非　相见恨晚

道光十五年（1835），王孟英结识了一位贵人，两人成为忘年之交，之后在王孟英的事业上给予极大的帮助，此人便是张柳吟。张柳吟本是山东无棣人（今山东滨州），迁居杭州，因这一年儿子中进士，父因子贵被授"封翁"，将随子赴滇南任职。刚准备从杭州启程出发，随从家人中有一位叫郑九的突然生病，就近请了一位叫陈六顺的医生诊治，岂知服药后，病人突然汗出昏狂，精流欲脱。张柳吟见后大惊，本以为是小病，而陈医又是越中名医，怎么会出现这样的情况？得知王孟英在杭州很有名望，经人介绍赶紧请王孟英，拜托他尽力救治。

王孟英赶到病家，先切脉，见脉象既数且乱，重按极细，于是对张柳吟说：此证颇危，生机仅存一线，再加上此人阴分素亏，也不能责怪前医用了附子、桂子之类的药物。因为王孟英看了前医陈六顺的处方，知道已经用过温热药，故特意强调了最后一句话，也为同行减轻了一些责任，因富贵之家得罪不起。

张柳吟本为饱学之士，儒医兼通，对前医之方心存疑惑，本来就怀疑是过用了温热之剂造成，听了王孟英一番话，心中疑惑有些释然，也对眼前这位年轻儒雅的医生心存敬仰，更加信任，请他大胆放手治疗。于是王孟英开出药方：元参、知母、黄柏、桑枝、龙骨、牡蛎、生地、白芍、甘草、百合、石斛、栀子、盐水炒豆豉，煎后大剂灌服，结果一剂服下，病人就安静了下来。第二天王孟英再去出诊，对前方稍作调整，去除栀子、豆豉、甘草，加龟板、鳖甲、盐水炒橘红，连续调理了十余天，病人得以康复。

在为郑九治疗的这段时间内，王孟英与张柳吟有了很多的交谈。这一年王孟英二十七岁，张柳吟六十岁，一老一少相谈甚欢。张柳吟很喜欢眼前这位英气锐发的年轻医生，不仅医术了得，医德修养更高，明知前医用药有误，既不道前医之非，也不以眼前病证凶险而对病家邀功争誉，对王孟英所具有的胸襟和风度由衷赞赏。两人交谈中，王孟英也知道了张柳吟儒学精深，而且医学涵养极高，极喜与医家交流，对当时社会上的医学现象以及种种弊端，心中也很明白，因此不大轻易与人谈医，也不会轻易为人诊病，对待医学态度极为严谨，这些特点与王孟英平素的医学理念颇为相合。于是，两人尽吐平生，大有相见恨晚之感，遂订为忘年之交。

从此以后，张柳吟成了王孟英事业上的大力支持者，在王孟英寒凉一说的创立过程中成为坚定盟友，为王孟英著作撰写序跋，参与医案编写，还把王孟英介绍给自己的弟弟张洵。张洵在任浙江太平县知县期间，邀请王孟英作为随从在太平县做了一年幕僚。其间王孟英写下了著名的《霍乱论》一书。

王孟英与张氏兄弟的交情一直持续到咸丰初年。当时杭州为太平军所攻陷，王孟英回到海宁，张氏兄弟不知去向，双方失去联系。在此之前的二十余年时间里，张氏兄弟一家在杭州的亲朋好友患病，都由王孟英负责治疗。

六、鸦片荼毒　误尽苍生

在1840年鸦片战争发生之前,中国民间吸食鸦片者已经泛滥。王孟英是国内较早反对吸食鸦片的医家之一,他在《归砚录》一书中,用了较长篇幅论述列强向中国倾销鸦片的罪行,以及鸦片对百姓的毒害。这些观念也体现在王孟英的日常诊疗之中。

道光十六年(1836),一位宫内退休的毛姓太监,古时称为内使,年逾花甲,哮喘病发作。他与往常在宫内一样,习惯用肾气汤、全鹿丸等补肾壮阳纳气药,用后导致小便涩痛,哮喘也日益严重,于是请王孟英诊治。而王孟英所用之药完全反其道而行之,用的是纯阴壮水之法治疗。毛内使长期在宫内工作,自然见多识广,反问王孟英:"我辈向吸阿片烟,岂敢服此凉药?"王孟英则毫不客气,一点情面也不给,反驳道:"此齐东野语也,误尽天下苍生。""齐东野语"指荒唐而没有根据的话,语出《孟子·万章上》,齐东:齐国的东部,野语:乡下人的话。

既然宫内出来的人也有如此误解,王孟英就借此机会对鸦片之害给他说教一番:"幸汝一问,吾当为世人道破机关。鸦片本是罂粟花果实的脂油炼成,性味温涩,又产于燥热之地,经煎晒熬制成膏,吸食时又必须用火炼,燥热毒烈之性不亚于砒霜,长期吸食之人,可使身体瘦槁,津液枯竭,这难道不是燥烈伤阴的明显佐证吗?"毛内使听后深感有理,心中疑惑顿时释然,他又问王孟英:"那你认为鸦片之毒与嗜酒相比,哪一种更厉害呢?"王孟英又耐心说了鸦片与酒的习性区别:"酒虽属于热性,但饮酒入体内后,最终化水而去,因此阴虚体质者常饮酒会导致阴更虚,阳虚体质者常饮酒会导致阳更虚,关于这一理论,张景岳早有明确论述。然而,鸦片不同,虽与酒蘖同出于水土之质,但其性从火而变,人吸入后其质化为烟,火热之气焰,进入气道,极易灼伤津液,因此每次吸食以后,会出现口渴,久吸必然导致津枯液绝,而津血同源,长此以往精血也会受到伤害。有些长期吸食鸦片的人,除了精神萎靡不振,形体瘦弱不堪,甚至导致阳痿,因而才对鸦片的性质产生误解,认为是性冷之物,这是很愚昧的认识。"

毛内使听了王孟英的一番说教,茅塞顿开,欣然接受王孟英纯阴壮水的治疗方法,哮喘也随之平息。然后王孟英又教给他戒烟的方法,如果吸食鸦片后出现烟醉,可用陈酱少许,煮汤服后即醒。如有长期吸食习惯一时又戒不了,可在熬烟时稍加一些食盐,能使烟膏涣散不凝,吸食时再以舌尖舔一下盐,则可不成瘾或成瘾不深,长期舐盐后再吸,烟瘾自断。

在这一例针对吸食鸦片患者的治疗过程中,王孟英通过与患者的对话,对鸦片的毒性及鸦片对人体的伤害进行了阐述。后来他在撰写《归砚录》时,还用了很大篇幅对鸦片的毒害作了进一步揭露:"吸此烟者,初则壮健非常,至数年渐渐鼙瘦,不久髓竭精枯而死。始因坐拥厚赀,身本无病,而求快乐,讵知乃以求死。""始则富贵人吸之,不过自速其败亡;继则贫贱亦吸之,因而失业破家者众,而盗贼遍地矣。故余目之为妖烟。"在《四库简效方》中,王孟英把"戒烟方"列为首方,足见他对戒烟禁烟的重视。

七、恪守百日　终得康强

道光十七年(1837),王孟英遇到一位老年患者姚树庭,年逾古稀,久患腹泻,多年以来已经过多位医生治疗,都没有明显效果。到了这年秋天,病人已奄奄一息,家人也准备放弃治疗了,后经人介绍请来王孟英。一开始家人并不抱有太大希望,只是想请王孟英判断一下,大概还可以维持多长时间,可以早做准备。

凡遇重证，王孟英必先按脉，见病人脉象"独见于右关，按之极弱"，心中已大致有了判断。王孟英并不认为这是死脉，只说了一句"土虚木贼也"。"土虚木贼"是中医五行生克理论的术语，指脾胃虚弱，肝气乘虚而入，导致肝脾不和之证，又称"土虚木乘"，治疗应以健脾益气为主。因此王孟英很果断对患者家人说，病人还未到临终，只要调治得法，延年益寿还是有希望的，不用太过紧张。

于是王孟英叫病人家属拿出患者以前所有用过的处方，见用药大多是温补升阳之剂，治疗原则本没有失误，也是在常理之中。为了让病人及家人信服，王孟英作了很详细的分析，解释为什么前面的治疗方法是对的，但没有起到应有的效果，原因在于方药的选用。王孟英称为"理原不背，义则未尽"。他特别指出了方中干姜、附子、肉蔻、补骨脂之类，气热味辣，虽能温脏，反助肝阳，肝愈强则脾愈受戕害。而且辛辣之味，尤善行气，性又通泄，与长期慢性腹泻治疗宜收的原则大相径庭，甚至背道而驰。再看原方中还有鹿茸、升麻，虽然可以治疗气陷引起的腹泻，但并没有在处方中加入斡旋枢机之药。至于用熟地则明显偏离了病因病机，因熟地厚味滋阴，更不是土受木克、脾失健行之所宜。虽然前面的处方中加了酒炒砂仁，医生也知道是为了改变熟地的滑腻之性，而且每方必用，但这恰恰是疗效不好而且愈治愈泻、经久不愈的主要原因。从处方中可以看出，这些医生的思路基本上都局限于张景岳的"穷必极肾"理论。"穷必极肾"出自张景岳《景岳全书》"五脏之伤，终必及肾"，意思是所有内脏疾病，如果长期不得治愈，最终都会影响到肾脏的功能。从理论上说，并没有错，只是没有变通而已。

听完分析，病人及家属唯唯应诺，深感王孟英对病情把握得精准，也切盼王孟英开出的处方能有疗效。王孟英则胸有成竹，提笔即书，以异功散为主方，加入山药、扁豆、莲子、乌梅、木瓜、芍药、白蒺藜、赤石脂、禹余粮。异功散即五味异功散，方中药物仅人参、茯苓、白术、陈皮、甘草五味药，原方见于《小儿药证直诀》，是北宋钱乙的弟子为老师收集的临证经验集，也是儿科常用之方，主要治疗脾胃虚弱，中焦气滞，饮食减少，大便溏薄，胸脘痞闷不舒，或呕吐泻下，大多用于小儿消化不良属于脾虚气滞者，是一张治疗小儿泻下的名方。王孟英之所以用异功散为主方，是考虑到患者年事已高，又长期腹泻，脾虚气弱与小孩无异，用药太重会不堪承受。而所加入之药都是用于扶脾抑肝，如山药、扁豆，加以收摄下焦，如莲子、乌梅、赤石脂、禹余粮，而芍药、白蒺藜则是抑肝柔肝之药。从配伍看，虽也是偏温之方，但与前面所用的方药则大相径庭，甚至有些针锋相对。病人服用后效果明显，腹泻渐渐好转，经王孟英连续治疗三个多月，最终得以痊愈，而且身体较以前更为康健。

王孟英治病，能愈常人不能愈之病，其神奇之处往往在于灵活变通，尊古人而不墨守古法。他对学生说："诚有天下之病，千变万化，原无一定之治。奈耳食之徒，唯知执死方以治活病，岂非造孽无穷，亦何苦人人皆欲为医，而自取罪戾耶？"

八、阳气不宣　博公一嚏

自从王孟英与张柳吟订了忘年交以后，张氏一家对王孟英极为信赖。张柳吟的弟弟张洵是道光二年（1822）进士，官翰林院庶吉士，道光十七年（1837）授浙江太平县知县，途经杭州，经兄长介绍结识王孟英，初识王孟英的张洵同样被王孟英的人格魅力所吸引，两人也定为莫逆之交。

道光十八年（1838）张洵新授浙江玉环知县，出发前邀请王孟英作为幕僚同行。一则因为近几年来，张洵一家凡有病都是王孟英治疗，有一位深知自己身体情况的医生同行很放心；二则当时玉环县正在霍乱流行，有王孟英这样一位善于治疗温病的专家在身边,对自己出谋划策会有帮助。而对于王孟英来说,他深知张润的身体,没有什么大病,主要是近年来频繁调动工作,心情郁闷,又时常为公务繁忙而不能泰然处之。王孟英深知情志致病并非药石能使之释怀,短期内也不会有明显进展,再加上杭州诊务繁忙,也不可能较长时间离开,因此婉言谢绝了张润的好意相邀。但是,张润很不放心这次行程,再三恳求,希望王孟英能一路相陪,到达行署后再由王孟英决定去留,同时又请两人共同的好友赵兰舟出面说服王孟英。在这样的情况之下,王孟英盛情难却,也被朋友间的信任所感动,便不再推却,欣然应诺,同意陪同张润一路前行。

从杭州到玉环,渡过钱塘江,沿剡溪江一路西行。路上张润闷闷不乐,除了与王孟英谈及自己的身体不适、气虚疲惫的情况,很少言语。王孟英担心长时间处于郁闷状态对他的身体更为不利,于是想了个办法,一定要让他从困境中走出来。

船在行驶途中,王孟英问张润:"你是不是很久没有打过喷嚏了?"

张润答道:"好像已有好几年了,你问这是什么意思?"张润有些疑惑不解。

"这是你的身体阳气不能宣泄,导致心情郁闷不舒,古时医圣张仲景有过专门论述,我今天可以开个处方,让你打一次喷嚏,试试疗效如何,好吗?"王孟英作了解释并征求张润意见。

"可以啊,反正一路无事,随你怎么处置。"张润还是心不在焉,觉得王孟英是在跟他开玩笑。

而王孟英却认真开了一张处方:高丽人参、干姜、五味子、石菖蒲、酒炒薤白、半夏、橘皮、紫菀、桔梗、甘草,当船行至嵊县码头靠岸,王孟英叫随从上岸赶紧配药。

随从很快配好药,并按要求煎好后给张润服下。嵊县再往西就是走山路了,一行人都坐着轿子前行,彼此也拉开了距离。行至十余里时,最前面的张润叫随从跑回王孟英轿子前,告诉王孟英,主人已经连续打了好几个喷嚏，人也释怀了不少。

因为王孟英处方的神效，张淘心情一下子振奋起来，一路很顺利到达玉环官署。王孟英也因张淘的再三挽留，加上玉环当时正有霍乱流行，便答应暂时留下。这一留就是一年，在此期间，王孟英除了做好县令张淘的保健医生，还积极投身于当地的疫情救治，更重要的是利用空余时间，将近年来见证并参与救治霍乱病人的思考和经验，写成了中国第一本关于霍乱病的专著《霍乱论》，成为中国乃至世界治疗霍乱病里程碑式的标志。

九、救治霍乱　亮剑出鞘

霍乱，当时又称"霍乱转筋"或"吊脚痧"。霍乱病是一种外来的烈性传染病，以传染快、发病急、死亡率高肆虐世界一个多世纪。霍乱病自1817年从印度传入中国后，于道光元年（1821）开始在中国大流行，成为19～20世纪威胁中国人健康最凶险的主要传染病之一。在王孟英以前的医家，因为没有见过真性霍乱这种烈性传染病，治疗一般都照搬古籍中类似记载，因重证霍乱的临床表现以上吐下泻、肢冷气绝为主要症状，用药也大多以回阳救逆的温热之剂为主，因此治愈率很低。

道光十七年（1837）夏秋之交，杭州霍乱大流行。霍乱一旦被传染，以发病急为特点，如不及时采取正确的治疗方法，则危在旦夕。此时的王孟英已经历过十余年针对霍乱病的观察和研究，从临床到理论，对此病都有了全新的认识，也有了应对霍乱病预防和治疗的有效方法。当时王孟英的医术在杭州城内已很有名气，一天深夜，一位沈姓妇人感染后发病，一番大吐大泻之后，迅速出现四肢厥冷、气微音哑，其丈夫连夜恳求王孟英出诊救治。王孟英二话不说，立刻赶到患者家里。诊脉后，脉象弦细而涩，两尺若无。脉分寸、关、尺，尺脉最里，左尺侯肾，右尺侯命门。此时这个病人的脉象是左右两尺已经按不到脉搏，可见是肾与命门火衰，已到了非常危险的境地。再看病人，口极渴但稍饮即吐，水已不能下咽，两小腿肌肉因痉挛而坚硬如石，稍一转动便痛楚欲绝。这就是古书中所说的"转筋"。根据脉证，王孟英分析是因暑湿内伏，气机阻塞，宣降无权而导致乱而上逆。于是尽快用了自己所创的"蚕矢汤"方，要求家人以阴阳水急煎，待凉后慢慢灌服。阴阳水是中药煎煮时的一种方法，常用于药引，即一半取自天上之水，一半取自地下之水，混合后一半煮沸，一半凉水，然后用于煎药。药效很明显，病人药一入口，马上不再呕吐。然后王孟英叫家人拿来烧酒，用力摩擦小腿肌肉坚硬处，连续不断按摩了将近一个小时，坚硬的小腿肌肉慢慢变软，也逐渐有了暖气，吐泻渐渐停止，王孟英再用前方药半剂，病人已安然入睡，才放心回家。次日中午，王孟英再去出诊时，病人已醒，但疲惫至极，王孟英用自创的"致和汤"，救治四天后，病人痊愈。

"蚕矢汤"和"致和汤"都是王孟英治疗霍乱的自创方，在《霍乱论》一书中有介绍。蚕矢汤治疗霍乱转筋，肢冷腹痛、口渴烦躁、目陷脉伏时行急证。组成：晚蚕沙五钱，生薏苡仁、大黄豆卷各四钱，陈木瓜三钱，姜汁炒川连二钱，制半夏、酒炒黄芩、通草各一钱，焦山栀一钱五分，陈吴茱萸泡淡三分，用地浆或阴阳水煎，稍凉徐服。致和汤是治疗霍乱后津液不复，喉干舌燥、溺短便溏，组成：北沙参、生扁豆、石斛、陈仓米各四钱，枇杷叶、鲜竹叶、麦冬各三钱，陈木瓜六分，生甘草一钱，水煎服。

由于王孟英对霍乱病的发病机理有了正确的认识和掌握，认为真性霍乱是一种热霍乱，用药必须以寒凉清解为主，这一年杭州霍乱病流行，王孟英治愈了许多患者。从王孟英记载的病例看，有用自创方，有用经方加减，也有用前人经验方，以"燃照汤""白虎汤""胃苓汤""浆水散"等加减，但共同的特点都以寒凉为主。王孟英在总结霍乱病治疗时，反复强调霍乱病不能用温热之剂，如参附、桂附之类大温大热之药，尤其是"如误服附子，最难救治"。

通过几年对霍乱病的治疗，于道光十八年（1838），王孟英在玉环完成了中国第一部治疗霍乱病的专著《霍乱论》，成为世界上最早对霍乱病有系统研究的医家之一。

十、搜剔余邪　热去津存

道光十八年（1838）冬天，王孟英在杭州遇到了一个复杂的病例，接诊前病人屡经误治，险遭不测，经王孟英极力救治，终于挽回，最终有惊无险。

患者毛允之，初起仅外感之证，病本不重，便就近找了位医生看了一下，先以温散之剂，再用滋阴之药，病未见好转，反而日益严重。因患者一向身体很好，也并未重视，一直拖延至来年开春。家人开始担心得了"百日劳"或是"伤寒坏证"，先请了凤凰山附近一位很有名的僧医，人称"凤山僧"，用了升麻、柴胡、黄芪、白术等补中升气为主的药，还是不见效果。再请了一位丁卯桥附近的名医，以泻法为主，用轻粉、巴豆霜等药，但毛允之的病情丝毫没见好转，反而日益消瘦，面容憔悴。这时家人有些紧张，父亲为他请来了王孟英诊治。

遇重证，王孟英依然先按脉，见脉来涩数上溢。再了解病情，患者呃忒不断，口腻，虽然想饮水，但水入口难下咽，口中频吐涎沫，便秘，小便黄赤，潮热往来，少腹如烙，按之并不坚硬。通过望、问、闻、切，王孟英心中已有大概，开始向病家分析病情。

王孟英说道，三个月前，病人开始发热，并不是外感风寒，继而便秘十余日，也与积滞无关，因而先用温散无效，急用泻药更是荒谬。现在脉涩是因为津液已伤，脉数是因为热邪留滞，脉上溢是气机为热邪所壅塞而不得下行。当下的病证，原因就在于温邪未尽，过早用了温补之剂，才使温邪胶固难除，反而使其损耗真阴，导致一身气机运行不畅，尽失清肃功能。听完分析，病人及家人深感佩服，因治疗至今日，从未有过医生解释得如此清楚，于是，请王孟英尽快处方。

既然病因病机已掌握在心，王孟英提出的治疗方案是及时搜剔余邪，才能热去津存，这才是真正的培补元气之道，然后再疏通气机，使浊气下趋，达到宣达气机的作用。不要以为身体虚弱，就一定要用人参、鹿茸等补药，也不要以为大便不通，一定要用芒硝、大黄等药才能通降。王孟英并不急于开方，先把道理跟他们讲清楚。在得到病家首肯后，才开出处方：北沙参、紫菀、麦冬、知母、花粉、兰草、石斛、丹皮、黄芩、桑叶、栀子、黄连、木通、银花、橘皮、竹茹、芦根、橄榄、枇杷叶、地栗、海蜇。病人服后各种症状明显好转，每天已能吃粥，食量也开始增加，然后以此为基本方，随证调整。半个月后，病人大便正常，腹部炙热感消失，基本恢复正常。考虑到病程时间太长，王孟英再留了一张滋阴善后的方子，关照病人可以连续服用一段时间，等体力完全恢复再停药。

事后，病家对王孟英挽救了毛允之生命万分感激，而王孟英则谦虚说："我用清热生津的方法，果然重要，但能挽回性命，主要还是病人平时身体素质不错，否则我也无能为力。"这就是王孟英为人敬佩的医德，从不以虚誉邀功。

十一、鲜肉煮汤　补肾生津

王孟英治病，喜用食物入药，食疗是他的特色之一。鲜猪肉是王孟英比较推崇的食物，在他的医案中有多例用鲜猪肉治病的案例。

一次，有一位少妇分娩，因羊水早破，导致胎涩不能下，俗称"沥浆生"，用了许多催生药没有效果。所谓"沥浆生"指胎膜早破，羊水过少，是影响胎儿成活的危险证候，家人赶紧请来王孟英想想办法。王孟英告诉接生婆，叫家人去买二斤鲜猪肉，洗净，切成大块，急火煎汤，吹去浮油，让产妇大口喝下，不久便顺利产下，母子平安。

王孟英认为，猪肉属于水性家畜，其肉最肥腴，有大补肾阴而生津液的功效。用于治疗肾水枯竭的消渴病，阴虚阳越的哮喘病等，往往能起到显著效果。王孟英说，其实早在东汉时期张仲景就有治少阴咽痛用猪肤的记载。猪肤即猪皮，有补阴虚而戢阳越的功效。只是后来的人不知道，认为猪肉是有毒之物而不敢用。当然，猪肉虽好，但用于治疗疾病，还是要有所禁忌的，如外感初愈，虚寒滑泻，湿盛生痰之证，则不可服用，因猪肉熬汤后，其滋腻的性味更甚于阿胶、熟地、龙眼等物。而选择猪肉的产地，王孟英认为以浙产为最佳，北方猪则不宜入药。

在《随息居饮食谱》一书中，王孟英介绍猪的药用功效用了很大篇幅，且大书特书，从猪肉、猪皮、猪油、猪脑、猪肺、猪心、猪肝、猪胆、猪腰子、猪石子（睾丸）、猪脾、猪胃、猪肠、猪脬（膀胱）、猪脊髓、猪血、猪蹄爪、猪乳等，几乎写遍了猪的全身。在王孟英眼里，猪全身是宝，每一种不同的部位，都能起到治疗不同疾病的作用。如猪肉有补肾液、充胃汁、滋肝阴、润肌肤、利二便、止消渴、起尪羸（细弱之人）之功效；猪皮性甘凉，有清虚热、治下痢、心烦、咽痛之功效；猪油性甘凉，有润肺、泽槁濡枯、滋液生津、息风化毒、杀虫清热、消肿散痈、通腑除黄、滑胎长发之功效；猪脑外涂可以治痈肿及手足皲裂；猪肺可以止虚嗽、治肺萎、咳血、上消诸证；猪心可以补心，治恍惚、惊悸、癫痫、忧恚诸证等等。当然除了疗效，王孟英也注明了禁忌或不宜服用的注意事项。如对猪的脏腑，王孟英作了这样强调："猪之脏腑，不过为各病引经之用，平人不必食之。"

在《温热经纬》一书中，王孟英甚至把猪肉当成甘寒生津的妙药，在治疗温热病"若邪火已衰，津不能回者，宜用鲜猪肉数斤，切大块，急火煮清汤，恣意凉饮，乃急救津液之无上妙品"。他还举了如何获得这个方法的例子，说是一位叫范庆簪的朋友，是个银匠，常常在酷暑炎热的夏天，被各州县请去熔铸奏销的银两，熔化的银炉，火光扑面，高温逼人，不是非常壮实之人根本无法忍受这样的工作环境，而且这些人口渴不能喝茶，否则愈喝愈渴。范庆簪告诉王孟英，每到这个时候，他只以淡煮猪肉取汤凉饮，虽裸身近火，而津液不致枯竭。王孟英从中取得经验，将鲜猪肉煮汤凉饮用于治疗温热病热甚伤津者，常常取得良好效果。

十二、手眼可学　心地难及

在一次治愈好友张养之的疑难杂症之后，张养之为王孟英写下这样一句话："孟英之手眼，或可得而学也；孟英之心地，不可得而及也。"意为王孟英的医术，我们也许通过学习可以得到，但是王孟英的仁心，是我们很难达到的境界。

张养之是王孟英的布衣好友，是当时著名书法家，原本家境富有，因患"无妄之疾"，耗尽家财，后自学成医，与王孟英结为至交。那么被王孟英称之为"无妄之疾"，究竟是什么疾病，竟然耗尽家产而不治？且看王孟英为其治病的整个过程。

张养之二十岁那年父亲去世后，因患"无妄之疾"，缠绵七年之久，请过百余位医生为其治疗，耗尽家财，而病依然不能治愈。因此，自己购买各种医籍，自学医术，静心从古籍中寻找治疗方案，最终通过自疗而愈。但是留下了鼻坏的后遗症，因抱不白之冤，自惭形秽。从医案中记录的"鼻坏""不白之冤""自惭形秽"等语，张养之患的应该是梅毒病。自此张养之闭户学书，专攻楷书。王孟英欣赏他的意志坚强，又同情他的不幸遭遇，与之结为好友。张养之病后形体瘦弱，面色青白，极易感冒，夏季也常怕冷，口中频吐白沫，又因阳痿多年，常服温辛补肾之药。王孟英知道后，曾劝他少服温热药。

道光十九年（1839）九月，张养之外感风寒，恶寒头痛，自己用了温散药无效，请求王孟英诊治。王孟英见脉极沉重，重按至骨则弦滑隐然，尽管是在秋天，房内生着火炉，身上披着裘衣，还会觉得怕冷，涎沫频吐，口不渴也不思饮水，胸腹无胀闷之苦，但咳嗽不停，大便坚硬，小便不多，口气极重。因张养之懂医，王孟英先给他分析医理："这是积热深锢，气机郁而不达，不用大苦大寒之药下之，恐怕是很难治好你的病。"张养之用惯了温补药，这次听王孟英说要改成苦寒剂，有些疑惑，等到听完王孟英讲解的病因病机，又出于平时对王孟英的了解，对王孟英说，我信任你，今天把这条命交给你了。

王孟英认真地说，"我不被你病证外表假象所迷惑，而诊断为实热内蕴，并非臆测，是有脉象作为依据，你放心服药静养，不必有丝毫疑惑。"因为是朋友，王孟英语气果断又坚定。但是，张养之用了三帖药以后，病势并未见缓，这时家人中有平素排斥寒凉药的人对张养之说，你身体素质这么差，再重用如此严峻的苦寒之剂，你的命会葬送在王孟英手里，不要再轻易服用这种药了。家人也有些将信将疑，还有人为他另请了两位名医，想寻求别的治疗途径。

王孟英知道后，出于朋友情谊，赶到张养之病榻前，毫不客气地批评他："你如果不是我的知己，我不会管你的生死，假如你家境宽裕，任你广招名医贤哲，我也不再阻拦。可你现在一贫如洗，假如你另请的医生能正确治疗，那也情有可原，我也会支持。但我可以坦率相告，现在杭州的几位名医虽有识你病的，但是用药能像我一样大胆的恐怕少有，更不要说，不识此病的，以无关紧要之方敷衍塞职，那你的命真的要葬送于此了，作为至交我不能坐视不管。"作为朋友，这是王孟英前所未有的坦率相陈。

话已说到这个程度，张养之有些羞愧，拿出其他两位医生的处方给王孟英看。王孟英一看，果然如此，一位陈姓医生的处方还算靠谱，但剂量远没有王孟英的大；另一位俞姓医生的处方则完全不靠谱，一派温补。王孟英极力劝阻不必服用，留下这些钱款，以作今后药资。他说，我给你用了三天的苦寒之剂，病情并未加重，说明药是对证的，只不过是热邪太深，药未及病而已，我今天还会给你加重芒硝、大黄、犀角，意在顽邪蕴毒得以通泄下行，则周身之气才可以自然流布。

张养之听了王孟英一席话，感动不已，就放心让王孟英治疗。再用了两天，张养之泻下胶漆一样的大便，秽恶之气直达屋外。随后，畏寒渐渐减轻，食量也逐日增加。十余天后，基本恢复正常。王孟英再为他开了一张调理之方，服用三个月后，到了严冬也不再畏寒，阳痿自愈，还添了一女。

通过这次治病经历以后，张养之逢人便说："孟英之手眼，或可得而学也；孟英之心地，不可得而及也。我之病，奇病也，孟英虽具明眼，而无此种热情，势必筑室道旁，乱尝药饵，不能有今日矣。况不但有今日，而十余年深藏久伏之疴，一旦扫除，自觉精神胜昔，可为后日之根基，再生之德，不亦大哉。"

十三、大剂苦寒　父子同愈

善用苦寒药治病，尤其是重病用大剂，是王孟英的特色，也显示了他的魄力。道光十九年（1839）秋天，石符生随父亲来杭州任职，两人同时患了疟疾。先请的医生用小柴胡汤加干姜、桂枝，用后无效，然后又改成四兽饮、休疟饮治疗，反而严重。小柴胡汤应该是当时大多数医生治疟疾的首选方；四兽饮是南宋陈言的治疟名方，见于《三因极一病证方论》，是治疗气虚致疟及久疟气虚的主方；休疟饮是张景岳的治疟名方，见于《景岳全书》，是治疟后元气不复、衰老体弱或汗不能止的主方。

治疗无效，父子俩恶寒日甚，纳食不进。寒甚时以烧酒姜糖驱寒，榻前加上火炉，还须重衣厚被，仍感寒冷发抖，胸腹痞闷，喜用热熨，常感一股冷气往上冲，口中频吐涎沫。拖延了三个月，已近年关，病复无望，儿子石符生忽然记起三年前曾来杭州也患过一次外感病，当时经张柳吟介绍，请王孟英治疗而愈。

三年前，石符生是从四川赴京途中经过杭州，因病暂住杭州治病，正好住在张柳吟家附近，房东告诉他王孟英为张柳吟随从治病的经历，石符生听后赶紧叫张柳吟请来王孟英。王孟英诊脉后，脉象沉而涩滞，模糊不分至数，肢凉畏冷，涎沫上涌，二便涩少，神气不爽，认为是外感风湿之邪，没有及时散解，已从热化，再加上有过温补治疗经过，导致气机窒塞，邪热漫无出路，致使烁热成痰，逆行而上。王孟英告诉他："你的病没有大碍，只要舒展气机，则痰行热降，诸恙便可自瘥。"方用黄连、黄芩、枳实、橘皮、栀子、淡豆豉、桔梗、贝母、郁金、通草、紫菀、竹茹、莱菔汁，服三剂后便痊愈了。石符生把这件事告诉了父亲，于是父子决定再请王孟英。

王孟英看过父子俩的病情，基本相似，脉沉而滑数，苔色黄腻不渴，便溏溺赤，便告诉他们："你俩的病一样，初起感受暑湿，失于清解，过早用了温补之法，致使湿热胶固酿成痰饮，盘踞三焦，气机为之阻塞，所以喜热饮，但气往上冲时反而感觉如冰。如不是先切脉再问诊，很容易被假象迷惑，这是一例典型的真热假寒证。"

"真热假寒"是内有真热而外见某些假寒的证候，多由阳热内盛，格阴于外，阳气内闭不能布达而表现在外的寒冷证。王孟英诊病，很善于以脉证入手。患者的脉沉而滑数，之所以沉是邪热郁闭于内，沉而有力为实证，沉而无力为虚证，而此证为滑数，是明显的湿热主脉。此病诊断之难，在于大多数医生往往以气冷喜热，以为是里寒的征象，也是导致误用温药的依据。王孟英强调了病机变幻莫测，应当四诊合参，复杂的病人脉象尤为重要。

石氏父子听完王孟英的分析，极为信服，便放心请王孟英处方。于是王孟英以大剂苦寒之药，并用莱菔汤煎服，用药后，症状逐日减轻，食欲增加，再用甘凉善后，石氏父子得以痊愈。

十四、急则治标　死里求生

道光二十年（1840），杭州城内一李氏女，家中仅寡母孤女。女儿禀赋不足，素体虚弱，这年春天，因月经不行，胁腹部气聚如瘕，加上食欲不振，饮食减少，人更瘦弱。屡用温经补气行血之剂，治疗从春至秋，病不见好，反而出现微寒壮热。请来的医生作闭经治疗，毫无作用，病已垂危命悬一线，母亲也不再抱有希望，委托自己的表弟林豫堂筹办后事。表弟心存不甘，帮忙请来王孟英最后一决生死。

病情危重，王孟英到来后依然先按脉，当手指一接触病人手腕，就感觉到壮热烙指，再看病人大汗淋漓，其汗珠滴落到脉枕上，微有粉红色，心中一惊，虚损确实很严重。经仔细思忖，认为虚损仅是其本，今暑热炽盛，应当先治外邪，只有急则治标，才有可能挽救其生命。因病势紧急，王孟英赶紧开方，用白虎汤加西洋参、元参、竹叶、荷叶梗、桑叶，并嘱咐家人赶快去买药煎服。

正在此时，另一位何姓医生，是其母亲的一位亲戚帮助请来看病的，看到当时病人的情况，一筹莫展，也认为已经无可救药了。正好林豫堂配了药回家，何医生听说是王孟英开的药方，拿过来一看，很惊讶地对其母亲说，病情已危险到如此程度，怎么还可以用石膏呢？因为白虎汤中石膏是主药。这位医生是一位书呆子，还振振有词地告诉病家，并背出《神农本草经》中关于"石膏"条下的注意事项予以训诫。因为《神农本草经》中确实有"血虚胃弱者禁用"的条文,还说,王孟英作为名医,难道这也不知道?

此时的林豫堂头脑却很清晰,果断告诉何医生,并对表姐说,你既然叫我帮助,那就听我的,我来做主,与其在家束手待毙,还不如按王孟英的治疗方案险中求胜。既然家人这样说话了,何医生认为自己也没有什么责任,反正这病他也治不了,便怏怏而去。

于是家人马上煎药,给病人服下。王孟英只开了二剂,两天以后,再去复诊,病人身热已退,汗已收敛。根据病证好转情况,王孟英修改了处方,以甘凉为主继续清除余热,病情日益好转。然后再从根本着手,以调气血、养营阴为主方,并没有用大剂量的温补,只是疏通气血,养阴生津,胁腹部瘕块也随之消除,以后再适当增加培补气血,调理至冬天,月经按时而至,诸证均告康复。第二年,结婚嫁人。

李氏女能够起死回生,在于王孟英的魄力和果断。从表象上看,病人汗色粉红,中医认为是虚劳的证候,再加上停经数月,形体瘦削,虚证应该是大多数医生的首先判断。但是王孟英却从畏寒出汗、身热烙指这一症状,认定是外感伏邪,而采取急则治标的方案,先治外感急诊,然后再调气血,逐步到补气血,丝毫不乱,循序渐进。重用石膏,是王孟英治疗暑热证最拿手的本事,只要抓住机会,大胆使用,效果极好。在许多医案中,王孟英都有使用石膏的经验介绍。

在这个案例的治疗过程中,何医生的观点也没有错。石膏在《神农本草经》及其他本草著作中都有明确的禁忌,注明脾胃虚寒及血虚、阴虚发热者忌用。而李氏女的临床表现也符合这一主证,因此何医生反对王孟英用石膏也有他的道理。只是在他眼里,李氏女已经无可救药,他的明哲保身或教条经验,导致他不敢为这样的病人承担风险。而王孟英则一向以敢治重证著称,也敢于大胆突破前人固有陈式,一切以救治患者生命为先,这也是他医德和医术的体现。

十五、勿疑吾药　犹有望焉

误诊或误治，在中西医学史上，都是客观存在的一种现象。误诊在于辨证不精，没有正确认识疾病的本质；误治在于辨证不准的情况下，用药失误，两者都会导致治疗失败甚至失去生命的代价。在古代，因中医流派的不同，医生技术的差异，医德人品的高低都有可能发生误诊误治。在王孟英时代，由于温病学派的崛起，温热派与寒凉派之间的针锋相对更为明显。

一次，王孟英遇到一位因长期误用温补药导致病危的病人。商人王炳华的夫人，起先因患臂痛，医生诊断为风痛，服用党参、黄芪、当归、芍药等数帖，臂痛稍有好转，但新增胃脘隐痛，医生又诊断为寒痛，在前面处方中加入附子、桂子，这次服用后胃痛没有缓解而又增加了痰多的症状。医生看后认为是肝肾不足，又在前方基础上加入熟地、枸杞，而且重用，还关照病人需要长期服用，才能取效。没有料到，服用后病人症状非但没有好转，反而越来越重，甚至经常出现昏厥。到了这样的程度，这位医生还是没有任何反思，依然认为是药力未到，病体久虚，应该再加重药量继续以温补为主。按民间的习俗，给病人用补药，病家很少会有异议，好温喜补又是那个时代的偏爱，因此，医生还是乐此不疲，病人也没有觉得不妥。

直到王夫人频繁发作昏厥，王炳华才觉得再这样拖延下去可能会出问题，于是考虑换个医生，经人介绍，请来王孟英。王孟英先是诊脉，脉象沉而弦滑且数，再了解整个病情的发展过程，看了前面治疗的所有药方，然后给王炳华分析病情。王孟英说："这是过度服用温补引起的肝风内动，肝风煽动津液凝聚成痰，痰又乘风而上，这是昏厥的原因。肝风挟痰流窜经络，四肢因此抽搐，而阳气尽逆于上，所以出现鼻塞面浮，浊气不能下达，就有了便滞不饥之证。"听了王孟英的分析，王炳华觉得很有道理，知道这次遇到了好医生，便弱弱问道："只是夫人已服用三个多月的补药，不知还能有救否？"

王孟英用严肃而坚定的口气说："勿疑吾药，犹有望焉。"王孟英深知，在这样的情况之下，只有取得病家的绝对信任，坚守自己的治疗方案，病人才有治疗的希望。王炳华本来听了王孟英对病情的分析，已经深为折服，便毫不犹豫，就按此案治疗，决不干扰。有了王炳华的承诺，王孟英便放手治疗，先用大剂甘寒息风化饮，佐以凉苦泻热清肝，服用后，病人昏厥渐止，各种症状也随之趋缓，再经调理，两个月后康复如常。

这一病例治疗成功，王孟英颇有感慨，他为此专门写了一段议论，对当下社会上医家滥用温补现象开展尖锐的批评。他说："古人用附子、桂子回阳救逆，用量往往只在一二剂，万一误用，危害立至，因其性毒烈，故使用极为谨慎。但是当下之人不知药本为治病而设，徒以贪生畏死之念，根本不顾身体有病无病，病之在表在里，只要一听医生用温补治疗，无不欣然乐从，至补死而无怨悔，而社会上有些医家则迎合世俗，根本不仔细辨别脉证是否相符，就以温补之药二十余味，相迭使用，并假托《伤寒》《金匮》之门，全然不顾熟地之阴柔，附子、桂子之刚猛，误用致失败的教训不在少数，即使偶然有效，便沾沾自喜，以此邀功。"王孟英认为这样的世风必然是当时的学风所致，对这种不正之风深恶痛绝，并希望后学之人，无论医家还是学者，都应以此为鉴。事实上王孟英一生都在为纠正时弊而努力。

十六、攻补皆否　轻清取之

病重药轻是王孟英的特色。道光二十年（1840），王孟英治疗金氏下痢重证案，是一个典型的案例。

病人是一位学生，于九月间患"五色痢"，一日下痢数十次，已连续七八天，口噤不纳，腹痛呻吟不止，数次治疗无效，病情危在旦夕。"五色痢"为痢疾的一种，是急重证的表现，因其痢下脓血呈现多种颜色而得名，"口噤"指牙关紧闭，口不能开。

家人举家惶惶，不知所措，请了三位医生前来会诊，其中一位是王孟英。三位医生意见各异。第一位认为，下痢时久，中气下陷，阳气将脱，宜急用人参汤补气固脱；另一位医生则认为下痢本是实证，实则泻之，宜用承气汤荡涤湿热；此时的王孟英很镇静，气定神闲，对病人一番望、问、闻、切后，很果断地说这是一例"噤口痢"，是暑热挟食，又曾误服温热药所致，并非大虚大实之证，所以攻补皆非所宜，只需用轻清之剂便可治愈。并开出处方：北沙参、黄连、鲜莲子、栀子、黄芩、枇杷叶、石斛、扁豆、银花、桔梗、山楂、神曲、滑石。"噤口痢"是湿热痢的重证，多因湿浊热毒蕴积肠中，邪毒亢盛，胃阴受劫，升降失常所致。

其他二位医生听王孟英说得如此轻描淡写，开出的处方又是极为轻清之剂，虽觉得王孟英治疗时证很有经验，有些将信将疑，但他们不想承担责任，便对病家说，此方恐怕病重药轻，无济于事，而王孟英则坚持说但服无妨。正在病家犹豫不决时，病人的家庭老师却认为王孟英的分析很有道理，应该相信他的治疗方案。因从前的学者大多通医，他说道，"纵使药不胜病，而议论极是，定不致加病也。"竭力赞成尽快使用王孟英的方子。

果然不出王孟英所料，病人服药后，下痢便停止了，口噤、腹痛诸证也随即安然，再经王孟英调理十天完全康复。因病人尚在刻苦读书之中，脾胃本来比较虚弱，王孟英给了他一张自创的食疗方玉芝丸，叫家人给他常吃，可以健脾补胃。

玉芝丸是王孟英的自创方，以猪肚一具，洗干净，再以鲜莲子去心后，放入猪肚内，用水煎至糜烂，然后收干制成丸药服用。方内猪肚即猪胃，莲子又称藕实，王孟英在《随息居饮食谱》中有专门介绍："猪胃俗称猪肚，甘温补胃，益气充饥。藕实即莲子，鲜者甘温，清新养胃，治噤口痢，生熟皆宜。"莲子是王孟英极为推崇的一味药，他在治愈这一病例后说道，莲子最补胃气而镇虚逆，若反胃由于胃虚而气冲不纳者，可用干莲子细嚼后咽下，胜于他药。就像这例"噤口痢"的病人，是因为热邪伤害胃中清和之气，因此用黄连苦泻热邪，再以莲子甘镇其胃，能起到事半功倍的效果。所谓病重药轻，在于用得其所而已。王孟英还强调了之所以用鲜莲子的原因，是因为鲜莲子煎之清香不浑，镇胃之功独胜，如无鲜莲子，则干莲子也可以取代。

周光远在为王孟英辑录这一案例时，写了一段按语，对王孟英治疗此案作了精彩点评："噤口痢，虚热在胃也。补虚则碍热，清热则妨虚。兹又加食积，尤为棘手，须看其用药圆到处。"从王孟英的处方看，补虚仅以北沙参为主，起到益胃生津的作用，再以鲜莲子、石斛养阴补胃，清热仅以黄连、黄芩、栀子、银花苦寒清泄，而用扁豆、山楂、神曲消食健胃，枇杷叶有清胃气、降胃逆作用，桔梗有治痢疾腹痛之功效，滑石则是清暑热、利湿除烦的良药，全方配伍严谨，看似轻灵，却面面俱到。这正如周光远所说，补虚不碍清热，清热又不妨补虚，看似简单的一张处方，却包含了王孟英的用心良苦。

十七、艾灸可用 非治百病

艾灸，又称灸疗或灸法，是用艾叶制成艾条，点燃后产生的艾热刺激人体穴位或特定部位，以激发经气运行来调整人体气血紊乱的功能，从而达到防病治病的目的，是中医一种常用的治疗方法。艾灸与针灸作用类似，属于中医的外治法。用之得当有很好的治疗作用，用之不当则易助阳而导致热盛伤阴的副作用。王孟英所处的年代，艾灸也曾风行一时，有些经验教训的案例值得借鉴。

道光二十一年（1841），王孟英的朋友张春桥，因平素禀赋不足，常有头眩、脑鸣、畏寒等证，曾以为身体偏寒而常服温补药，但没有明显效果。这年春天，便请王孟英为之诊治。

王孟英为其按脉，发现脉甚数，再听了他的自诉，知道是阴亏，用温补药适得其反，因此给他改为滋水培元之剂，服后颇为有效。"滋水培元"多指肾阴不足、虚火上浮引起的症状，治疗以滋补肾阴来达到固本培元，与补肾壮阳恰恰相反，一以阴柔，一以温热，用药截然不同。

到了夏天，张春桥之病经王孟英调理后已明显好转，因担心到了冬天还会发作，听人介绍说，艾灸可以治百病，还能达到冬病夏治的目的，便抱着一试的心态接受了艾灸疗法。岂知灸了数日，即出现寒少热多，宛如疟疾，艾灸的医生看他身体羸弱，以为本有脾胃虚寒，顺便给他开了几帖温补脾胃之剂。张春桥也未细思，照此服用，艾灸继续，几天后，症状不仅没有好转，反而有日益加重的趋势。此时，张春桥怀疑要么艾灸出现了问题，要么药不对症，于是停止了艾灸，而且不再服用艾灸医生所开的药。而张春桥的父亲则希望儿子不要中断滋补药的治疗，两人因此发生争执，儿子对父亲说，要我继续治疗可以，但必须请王孟英。

在此之前所发生的这一切王孟英全然不知，来到后才了解这些过程。为张春桥切脉后发现滑数倍加，便坦诚相告，你本是阴虚之体，内热自体内而生，灸之以艾，火气内攻，加上酷暑当前，天热外烁，三热相交，阴何以堪？再用了温补之剂，岂不是火上添油？张春桥父子听了王孟英一番解释，如梦初醒，急问该如何解决症状。

王孟英思索片刻，便说不用担心，我可以参照瘅疟一病的治疗原则进行治疗。"瘅疟"是疟疾的一种，临床以但热不寒为主症，又名温疟、暑疟、瘅热、阳明瘅热，是《内经》中早有记载的一个古老病名。于是，王孟英开了一副甘寒息热之剂，并告诉病家，只要阴津不至枯涸，则寒热不攻自去。治疟本是王孟英的特长，因此胸有成竹，结果当然药到病除。

张春桥病愈后，又问王孟英，你的药怎么会疗效如此之好？王孟英回答道："所谓治病必求其本，竟不用一分表散药而治愈。"张春桥又问，艾灸是否适合他的身体？王孟英告诉他，艾灸本是一种很好的治疗方法，但并非可以用来医治百病，平素寒湿偏重之人，艾灸可以祛除体内寒湿凝滞，促使阳气宣达，但并不像大家传说那样可以治内伤外感一切之病，人人趋之，我就不认同了。王孟英还用张仲景的古训开导他，张仲景在《伤寒论》一书中有明确训诫："微数之脉，慎不可灸。"因为艾火能大伤阴津。这些原理，作为艾灸医生应该熟悉，所谓艾灸能治百病与针灸能治虚证，是一样的悖论，只不过是医家和病家都没有很好领悟而已。

十八、危险之候　从不轻弃

王孟英治病，遇危重急诊，善用大剂，以治不起之证，即使是危险之候，也从不轻言放弃，其仁心仁术为医界所折服。

道光二十一年（1841）夏天，栖流所司药陈芝田患感冒。栖流所是清代收留难民、流民的专门机构，司药是掌管药物的人。陈芝田请医生看后以辛温散寒之剂治疗无效，拖延至十余天，出现神昏谵语，肢搐耳聋，舌黑唇焦，囊缩溺滴，胸口隐隐微斑，一看便知是温病的危重证候，于是急请王孟英诊治。

王孟英诊脉后，结合上述症状，知是阴亏热炽、液将枯尽之候，病情确已危险至极，赶紧开出药方：西洋参、元参、生地、二冬、知母、黄柏、川楝子、石斛、白芍、甘草梢、银花、木通、犀角、石菖蒲，不仅用药多而且剂量很大，先开一剂，马上煎服。第二天，王孟英再去复诊，家人说，已经七八天小便不通，昨日服药后，过了六七个时辰，开始解得小便半杯。王孟英一听有了小便，稍感欣慰，说明病情有了转机，然毕竟病人阴气枯竭，需用甘凉濡润之剂，而且不怨其多。于是在昨日方中再加入龟板、鳖甲、百合、花粉，继续大剂量，都是一派甘寒之药，既可涤热，又可生津。在温热病急救中，王孟英最善于用此甘寒生津法救治，并嘱咐病家用大锅煎药，频频灌服。患者经治疗症状逐日减缓，连续八天，神志清醒，诸证退尽，再经王孟英以纯阴之药调治一月后恢复如常。事后，王孟英告诉病家，像这样的温热病，尤其到了液涸神昏阶段，用犀角地黄汤治疗，一定要大剂量，而且须频频灌服，连续使用时间要长，有些患者甚至连续用至十余天才能见效，这是治疗本病能否成功的关键，当然还要感谢病家的信任和坚持。

　　因患者本是栖流所司药，应该知道王孟英的医术，所以整个治疗过程没有受到任何干扰，尽管病情危急，还能让王孟英放手大胆治疗，是成功救治的关键。周光远是整个治疗过程的见证者，所以他认为，王孟英医术和医德的结合，才是救治成功的主要原因，他说："孟英学说过人，热肠独具。凡遇危险之候，从不轻弃，最肯出心任怨以图之。"如此危重之证，又在用药至第八天病人才开始神志清醒，如遇到没有经验的医生，用药一二天后见病情没有明显好转，就有可能更改治疗方案或放弃治疗，因为大多数医生是不想让病人死在自己手里的。在这样的情况之下，病家因求生心切的原因，便会病急乱投医，到处求医，胡乱服药，最终即使不死于病，也会死于医或药。因此，陈芝田这次遇到王孟英，一则在于王孟英的仁心仁术；二则在于病家本身对医者的信任而且专一。这并不是一件容易之事，旁人可以认为患者能幸免是运气，但周光远却深知，王孟英在救治其他温热病过程中，这样的案例多得不胜枚举。周光远专门为此案写下这一段话，意在给所有的医生和病家一个借鉴，希望医生遇到危重急诊，要敢于承担责任，不推诿、不盲从，不轻易言退；而作为病家一方，信任医生，不怀疑、不责怪，积极配合医生的治疗方案也很重要。任何一个危重病人的救治成功，都需要医患双方的合作，两者缺一不可。

十九、瘄疹盛行　清解而痊

道光年间，杭州瘟疫流行，霍乱、天花、疟疾、麻疹等传染病几乎没有间断。王孟英作为这一时期最著名的温病学家，一生经历了无数次传染病的流行，他积极参与救治，凭借其精深的学识和丰富的经验，治疗成功率极高。

麻疹是当时儿童最常见的急性呼吸道传染病之一，其症状除了发热、咳嗽外，以皮肤出现红色斑丘疹，疹退后可留有色素沉着的后遗症。在古代麻疹称为瘄疹或瘄子，是古代儿科常见疾病，对小孩的生命造成很大的威胁。

道光二十年（1840）夏天，潮湿而闷热，杭州麻疹流行。王孟英称之为"溽暑之令，瘄疹盛行"。当时儿科医生治疗麻疹的常用方法，一般都以升麻、柴胡、防风、葛根等辛温升散为主，遇到病人多的时候，医生根本没有时间详细辨证论治，大多以成方套用，因此救治成功率不高。这一年，因患麻疹致死的小孩很多。

王孟英有一位老病人陈仰山，是一个大家族，全家有十余个孩子先后感染麻疹，最严重的是长孙女，病势发展快速至垂危，而且出疹之时，适逢月经初潮。最初为之治疗的儿科医生看到病重，便婉言谢绝，并告知病已不治。陈仰山急请来王孟英救治。王孟英先按脉，脉象滑而数，再望舌，舌绛而光，口大渴，面赤失音，不思饮食，大便溏泄。经过望、闻、问、切，心里便有了大概。再看了前面用过的处方，果然是升麻葛根汤、柴胡防风汤，因发散太过，又因汛期，导致火盛风炽，气血两燔。好在有腹泻，可使气分之热因泻而略减其焰，又因汛期，营分之热经汛出而稍解其焚。在王孟英看来，这些症状并非坏事，反而可以减轻因热毒内盛而导致温邪内陷，也不用担心会演变成脱证或陷证。这种情况，最容易出错的是妄投止涩之剂。

王孟英所用处方，全然没有辛温发散之药，而以清热养阴为主：西洋参、石膏、知母、麦冬、犀角、生地、连翘、甘草、石斛、丹皮、桑叶、竹叶。因病情急重，也是大剂频服，连服三天而愈，然后再以养阴调理后康复。陈仰山家中其他十余个孩子，症状有轻有重，都经王孟英治疗而愈。

这次麻疹流行，凡经王孟英用清解法治疗的，没有一例死亡，这也是王孟英为之高兴的一件事。

二十、治法可传　直超古人

在王孟英医疗生涯中，有许多惊心动魄的医案，其中石诵羲案是比较典型的一例，整个治疗过程一波三折，复杂多变，过程曲折，医案精彩，结果圆满。其间体现了寒、温两派间针锋相对，可以说一个小案例折射出当时医学流派间激烈斗争的时代背景。

石诵羲起病于夏天，本是一个很普通的外感风热，因官宦之家有钱有势，不少医生趋炎附势，致使其频繁更换医生，也服了不少药物，病势却日益严重。一直反反复复拖延了将近一个月，家人才开始重视，请来王孟英诊治。

初次诊疗，王孟英依然先诊脉，脉象右寸关滑数上溢，左手弦数。然后察看病情病势，但见患者耳聋口苦，夜间发热尤甚，胸口屡次迷闷，频吐黏沫，饮水时咽喉也会有阻塞感，便溏溺赤，时有谵语。王孟英见多了温病时证的各类病人，看到石诵羲的症状，便判断是一例典型的暑热在肺并未内传的病例，按常规一剂白虎汤便可治愈，怎么会拖延至今？心中颇有疑惑。于是叫家人拿出以前的处方，一一仔细看过，除了顾听泉用清解肺卫法诊治思路准确外，其他处方或温散提升，或滋阴凉血，理法方药写得头头是道。这些医生也大多有一定来历和声望，方子开得也很好，只可惜都没有中病。看完，王孟英更坚定自己的判断，坚持用白虎汤为主治疗。

患者父亲石北涯是一位官宦，也略通医但一知半解，因白虎汤石膏是主药，认为儿子大便溏泄，用寒凉之石膏似有不妥，便不敢给儿子服用。第二天王孟英再去复诊，石父把昨日之药没有服用的原因坦陈相告，想请王孟英再考虑可否用其他更稳妥的办法。王孟英在治疗上一向坚持原则，很严肃地说："我用的治法是最好的方法，你以为不妥是因为怕石膏性寒，但是药是用来治病的，你儿子的病必须要用此药，别无更妥的方法了，若我以模棱两可的处方迎合你，那就对不起你儿子的病，是不负责任的。"

听完王孟英的回答，石北涯无言以对，觉得有道理，但还是心存疑惑。想到王孟英毕竟也是一方名医，又是熟人介绍，就姑且先用上一剂再说吧。没想到患者石诵羲也是一个神经极为敏感的人，看到处方中首列就是石膏，便说，我的病本来就觉得胸中有一股冷气，喝汤水都必须热的，这么凉的药不适合我。一定不肯服。

但王孟英平素治疗温热病的技术和威信又不得不使病家对其有所依赖。第三天，还是请来王孟英与之商量，能否避开石膏等寒凉药，再开一张稳妥一点的处方。王孟英很有修养也很有耐心，便认真给他们分析此病当下的病因病机：此病至今尚在肺经，津液凝滞，结成涎沫，盘踞胸中，升降之机室滞，大气仅能旁趋而转旋，是一团涎沫之中，为气机所不能流行之地，因此会出现胸中有一股冷气。好在此病至今没有演变成传经之候，若逆传心包，出现舌黑神昏，那性命可就不保了。但如果再拖延下去，热愈久而液愈涸，药愈乱而病愈深，就难治了。千万不能以为白虎汤不妥，必须马上服用，再晚几天就是你想用我也不敢再用了。

王孟英话已说到这种程度，但石北涯父子还是不敢用。加上身旁有好事者也说石膏确实不太适合你家儿子的病，并夸张说，曾亲见某某人，石膏汤刚下咽，便一命呜呼，况且你儿子病已一月，耳聋便泄，正气已亏，必须要慎用啊。石北涯父子听了这些意见，也感到害怕。富贵之家，惜命如此，已经到了可悲可笑的程度。

第二天，石北涯干脆张贴广告，征集名医，准备会诊后再决定是否使用王孟英的方案。王孟英当然也在被邀请之列。群贤毕至，见石北涯心慌神乱，家中妇佣都在求神拜佛，看上去颇为可怜。在场的医生，有些本是王孟英的盟友，有些尽管流派不同，但碍于情面，也不想承担责任，只说了些模棱两可、无关痛痒的话。此时的王孟英，对病家如此愚昧的举措，又是生气又是可怜，出于责任，心想如果再这样折腾下去，病情真的要被耽误了。于是提笔写下了一篇长长的医案，医案写得很透彻，也极为精彩。王孟英分析了石诵羲的病情，以及自己连续三天开出白虎汤的原因，也恳请各位高手不要以门户之见再延误病机了。

此时，在场会诊医生中有一位顾听泉，站出来为王孟英讲话了。他对石北涯说，王孟英肠热胆坚，极堪依赖，如你再不信任，我辈也别无更好的办好了。至此，几个与王孟英志同道合者，如顾友梅、许芷卿、赵笛楼等也纷纷响应。于是王孟英开出处方：以白虎汤加西洋参、贝母、花粉、黄芩、紫菀、杏仁、冬瓜仁、枇杷叶、竹叶、竹茹、竹黄。一剂下去，病人咽喉即利。三剂后，各恙皆去，再改用甘润生津调理而愈。

周光远记下了此病治疗的全过程，并写下了按语："此案不仅治法可传，其阐发病情处，识见直超古人之上。"

二十一、误用温补　名士枉死

在王孟英那个用温补药泛滥的时代，因滥用或误服温补药致死案例，多得不胜枚举。令王孟英非常遗憾又差点蒙受不白之冤的是常州名士刘廉方的去世。

刘廉方，常州人，饱学之士，治古文，攻北朝书，是包世臣的学生，卒年仅二十三岁。关于他的去世原因，包世臣的《艺舟双楫》记载是"癸卯夏，旅化于浙，年廿三"。没有说死于何因。而王孟英在《回春录》中则详细记载了刘廉方在杭州的一段遭遇以及去世的原因。

癸卯即道光二十三年（1843）。这年夏天，刘廉方来到杭州，游西湖时中暑得病，而且病势急重，生命垂危。当时刘廉方住在刺史崔仲迁家中，崔仲迁经著名藏书家庄仲方介绍，请来王孟英为之诊治。王孟英看到病人时，裸卧昏狂，舌黑大渴，溺赤便秘，脉数而芤。"芤脉"是脉象的一种，浮大，边实中软，提示阴津极度损伤。从脉象及症状来看，已是温病邪入营血的危证。王孟英急用犀角地黄汤急救，患者神识稍清，略能食粥。第二天复诊时，已能应答，生机显露。王孟英仍以甘凉法治疗，并嘱咐旁人悉心照料。

岂料过了一天，庄仲方的儿子庄半霞紧急跑到王孟英家，拉起王孟英便出门，边走边说刘廉方病势突危。待王孟英赶到，看到刘廉方目张睛瞪，齿露唇焦，气喘汗出，扬手掷足，已不可救药。旁边一些所谓饱学经纶之士，开始责怪王孟英用药过于寒凉导致凝闭而死。突然发生这样的情况，王孟英也觉得奇怪，辩解说，病情治疗需要热药还是凉药，我很清楚，你们没有看到当时的情况，脉象更是你们所没有体会到的，我也不屑与你们争辩，但从病人死前目瞪唇焦的症状来看，应该可以推测病人是死于过用热药。王孟英当时因没有证据也来不及细问，现在病人已死，争辩也不是时候，他既是气愤又带有疑惑转身而走。庄半霞觉得很不好意思，连连对王孟英表示歉意。而王孟英则气愤地说了一句："俗人之间，何足介怀！是非日后自明，我问心无悔，只是为这样一个人才死于此病，感到惋惜。"回到家中，心中却一直为刘廉方病情的突然变化死去而疑惑，便关照庄半霞过些天去了解一下到底是什么原因。

事后，庄半霞告诉王孟英，第一天用犀角地黄汤急救后，病人已有好转，第二天王孟英又开了清营养阴生津的处方。因刘廉方是当时名流，前来探病的杭州文人不少，而当时的社会用温补更是习以为常，看到王孟英的处方，便自以为是发表议论，说大病后应该以温补为主，如过用寒凉则易伤身体。于是有一位擅长温补的名医给刘廉方开一张处方。岂知服了一剂，病情突然大变，导致后来情况的发生。王孟英差点蒙受的不白之冤总算是清楚了，但是刘廉方的性命却没了。两年以后，庄半霞又告诉王孟英，当年刘廉方旅居时所住的主人崔仲迁，近日也患温病，又是当时为刘廉方开温补药的医生为他治疗。因崔仲迁本身阴虚体质，感受暑湿，本可以用清解而愈，但最后也因用了大量的温补药导致真阴枯竭而死。

这样重蹈覆辙的案例屡有发生，王孟英只能扼腕叹息："迷而不醒，可哀也已。"这也是王孟英一生对滥用温补现象深恶痛绝的原因，通过这样的真实案例写了许多文章与之斗争，可谓不遗余力。

后来，王孟英在批校徐灵胎的《慎疾刍医》时，有一段批语："乃医家目不识病，开口言虚，病者畏死贪生，乐于从补，是以贫人无力服药，得尽其天年者多，若富贵之人死于温补者则十居其七八。迷而不悟，覆辙相寻，诚如徐氏所言，读此可为痛哭。"

二十二、勿从疟治　病必自安

王孟英是治疗疟疾的高手，被同时期医家誉为"治疟如神"，但有些人即使患了疟疾，王孟英又并不从疟论治，而是治其根本，使其痊愈，其高超的本领让人赞叹不已。一次，新任温州督军孙楚楼，从镇江来到杭州暂住在石北涯家，因旅途劳顿，到达杭州后即寒热如疟，胁痛、咳嗽、多痰。石北涯见其面黑形瘦，有些担忧，便为他请了医生。

医生看过后诊断为秋疟,开了一张以疏散为主的处方。石北涯看过处方后,有些不太放心,怕延误了朋友的病情。于是派人请来王孟英。王孟英看过后,告诉石北涯,这是阴亏,不需要从疟论治,于是重开了一张处方,以千金苇茎汤加北沙参、熟地、桑叶、丹皮、浮海石、旋覆花、贝母、枇杷叶。石北涯一看处方中有熟地,心中满是疑惑,因为他知道王孟英平时最反对用滋腻之品,何况对熟地这味药王孟英很有成见。他觉得奇怪,为什么要在处方中用上熟地,因与王孟英颇为熟悉,便不客气地提出了疑问。

王孟英巧妙回答,你担心这些药不能治他的病,我却担心他的病胜任不了原方中的药。因为我了解孙楚楼本身的阴虚体质,前面医生的处方并没有错,但如按疟疾治疗,病人的身体经受不起辛温发散药的伤害,贸然使用只会加重病情。所以把处方改成以肃肺润燥、滋肾清肝为主,请放心服用,病必自安。其实,王孟英心中很清楚,病人所患疟疾并不很重,所有的症状是因为阴虚而起,因此只要滋补阴虚,疟疾自会康复。

孙楚楼听了王孟英的解释,拍案叫绝,说真是高手也,你所分析正合我的病情,以前在苏州,我也发过同样的病,医生曾给我用辛温发散之剂,结果毫无效果,这一次我一定听你的。服了几剂以后,孙楚楼病就好了,在杭州住了十余天便赴温州上任。

关于熟地这味药,王孟英在著作中确实有过多次批评,但这是在反对滥用温补的前提下。王孟英反对温补,并不是不用温补,在病情需要时,他会毫不犹豫使用,而且有时还重用。其实,王孟英强调的是,补药也要用得其所,方能奏效,并非一味蛮补就能愈疾。如道光二十五年(1845),治疗张与之母亲一案,是他灵活变通的典型。张母因久患痰嗽而不能安卧,因以前曾用温补药误病,因此对补药有"一朝被蛇咬,十年怕井绳"的恐惧,已经有十余年不用补药了。这次王孟英却一反常态,把脉后认为非补不可,并予大剂熟地。张与之深知王孟英用药习惯和理念,不解地问道:"吾母有十七载不能服熟地矣,君何所见而重用频投?"

王孟英回答道:"脉细痰咸,阴虚水泛,非此不为功。从前服之增病,想必杂以参、术之助气。"他又对张与之说:"勿以一药以论方。"强调了只要病情需要,当用则用,药本为病而设,正所谓同病异治、异病同治,这就是辨证论治的重要之处。

二十三、坚持挽救　水到渠成

王孟英对危重病人不忍放弃、坚持救治的精神,在医界中有口皆碑。举人姚雪蕉的母亲,年逾六十,患感冒两月未愈,已经多位医生治疗,反复不能痊愈,已发展到身不能转侧,水饮难以下咽,声音不出,大小便不通的程度。家人邀请王孟英前来诊断以决生死。

王孟英看到病人后,知道又是一例热邪逗留不去,津液消耗殆尽的证候。赶紧先调阅以前治疗过程,了解病情演变情况。第一次治疗是王孟英的朋友,杭州名医顾听泉,处方立法以轻清宣肺为主,应该符合当时病情,但以后却频繁换医,处方也越用越乱,大多不以治疗外感之方,而以调理温补为主的敷衍方,于病无关紧要,王孟英也知道这是医生遇到老年危重证的应付而已。尤其是第二位阮姓医生,连续以小柴胡汤为主,是导致病情转恶的主要原因。从表面上看,小柴胡汤以和解为主,也不犯汗、吐、泻之险,一般以为补正祛邪具有一举两得之美,医家与病家都以为是上策,乐以为用。

因患者的儿子是举人出身,医学对古代文人来说是基本常识。于是王孟英为他讲解了小柴胡汤在外感病人中,如使用不当会引起变证的原因:"小柴胡汤是张仲景《伤寒论》中的名方,但后人忽略了和解足少阳传经伤寒之剂,不可以一概和各经各气之各病,一旦用错,徒使人参、柴胡提升热邪以上逆,致一身之治节,无以清肃下行,致使和解之汤愈进而气愈不和，病愈不解的结果。这就是导致你母亲病情反复难愈的原因。如今虽然有良方可治，但吞咽困难，饮水不进，而体内又是气结津枯，到了这样的境地，我恐怕也是无用武之地了。"王孟英第一次感觉到为难。

姚雪蕉兄弟听了王孟英的分析，觉得很有道理，便抱有了一线希望，恳请王孟英尽力救治。王孟英当然不会谢绝，只要有一丝希望，当尽力以图，这是他行医一贯的准则。于是他开出一方，以甘凉清润为剂，嘱病家急煎后，不限时刻，不计多少，用小汤匙频频灌服，使其渐渐渗入咽喉。姚雪蕉兄弟遵嘱轮流侍候母亲服药，经一整天才灌下一小杯，可见病势之危及救治难度之大。这样坚持了十余天，王孟英始终坚守一法，毫不动摇，两兄弟孝心侍母，灌服也不中断，就连旁人都为医家和病家的坚持而感动。半个月后，病人气机始渐流行，药可以自服小半剂，以后几日则日见好转，粥食也能增加，只有大便还不通行。

至此，王孟英才放下心来，对病家说，不用担心了，任其水到渠成则可。只要谷食安而津液充，则大便自然会解。若此时欲速妄用攻下之法，则久不纳谷之胃，经受不了荡涤之势，反伤其胃。直至一个月以后，病人才有欲解大便之意。王孟英抓住时机，再给她加用了补气益血之药，但病人还是不能自解。于是又在原处方中加入蜣螂一对，热服后大便即通。蜣螂是一种虫类药物，俗称屎壳郎、推粪虫、铁甲将军，药用时用其干燥全虫。一般于六月至八月捕捉，捉回后置沸水中烫死，烘干即可药用，可用于解毒、消肿、通便。之后几天王孟英再以平补之剂善后调养而痊愈。

这一病例，王孟英坚持治疗连续五十多天，最后转危为安，病人举家感恩不尽，左右邻居街坊知道者，无不为王孟英的精湛医术啧啧称赞。

二十四、学生患难　缘存其间

道光二十一年（1841）冬天，杭州遇到了百年未遇的严冬，连续数天大雪，积雪有一米多厚。严寒久冻，西湖成冰，可行车马。因交通不便，居民也大多宅在家里御寒，很少出门。

王孟英有一位学生，叫盛少云，嘉兴人。在这个时候生病了。因出门不便，就在家中自疗，但效果不明显，病情越来越重，症状为痰嗽夜热，自汗不寐，左侧胁痛如针刺，肌削不饥，自以为病将不起，于是托人带信给老师，请老师为其处理身后之事。

王孟英知道后，立马赶去，为学生诊脉后，告诉他，病不至死，叫他放心。尽管病情确实危急，好在是王孟英的学生，起病开始，并没有用错药，只是来势太猛，病重药轻，相比之下，较误治致危要容易治疗。根据学生的病证，王孟英重开了处方，以固本为主，用龟板、白芍、楝实、浮海石、旋覆花、贝母、蛤壳、牛膝，以大剂重用，兼以滋阴清解，几天以后，就明显好转，再经老师给予调理而康复。

病愈后，盛少云反思这次患病的治疗过程，开始的所谓外感时证，其实是冬温，再加上严寒，本身又是阴亏体质，虚热阴耗，滋生痰热，阻塞气机，自己所用仅以清热化痰之剂，所以无效，而老师则从自己的身体根本上入手，因此效果明显。事后，盛少云告诉周光远，自己很幸运，跟了一位好老师，要是遇上一位温补派的医家，自己的病一定以温补为主，有可能为此而丧命。而正因为是自己的学生，长期待在身边，老师对学生的体质状况很了解，故能辨证精准而药到病除，体现了王孟英细心之处，对学生的身体留心于平日。这也说明作为医生，对病人平日的身体素质是否了解是治病的一个很重要因素。因此周光远跟盛少云说，你跟对了老师，正如佛学所说的"缘存乎其间"，好好珍惜吧。

盛少云也确实不负老师所望，跟随老师多年，一直到了道光二十五年

（1845）与周光远共同编辑《仁术志》卷二医案，悉心收集老师验案，不遗余力。

王孟英还有一位学生，叫陈载安，绍兴人，师生的结识也缘于一次诊病。陈载安本出身于医学世家，自幼秉承家学，认识王孟英那一年已行医三十多年，年长王孟英十余岁。之前一直在绍兴行医，多年以前读到王孟英的《霍乱论》，心甚向往，后来又读到《回春录》医案，对王孟英"抱有猷、有为、有守之才"，佩服得五体投地，认为他"可以坐而言，可以起而行，不愧为一代之名家"。"有猷、有为、有守"，语出《尚书·洪范》，意思是"有谋略有作为有节操"。直至道光二十七年（1847），王孟英应邀赴山阴为一位病人治病，陈载安才有机会结识王孟英。

据陈载安自己记载，这次与王孟英相互间的交谈，可谓是"始得把臂，快慰平生"，听了王孟英"尝奇析疑，别聆妙悟"，大有相见恨晚之感，也深为闻道之晚而惋惜。于是陈载安放下身段也放下自己繁忙的诊务，跟随王孟英一起回到杭州，开始随师游学，后来又参与《仁术志》卷四医案的辑录，成为王孟英医学思想的忠实传人。

二十五、死方活病　量体裁衣

作为医生，王孟英最反对的是固守陈规，不知图变，执死方治活病。一次，周光远的夫人分娩后，恶露未行，按常规应该用生化汤。周光远也懂医，正准备给她服用，正好王孟英去他家看望并道喜，周光远就顺便说起这事。王孟英为其夫人诊断后，认为周夫人阴虚内热体质，又是天气炎热的夏天，就坦率告诉周光远，夫人不宜用生化汤，就是平常产妇常用的赤砂糖也不要用。然后给周夫人开了一张处方：生地、丹参、丹皮、豆卷、茺蔚子、茯苓、桃仁、山楂、栀子、泽兰、琥珀，服后恶露畅行而尽，因无别恙，无须他药治疗，满月后自然恢复健康。

王孟英所开的是一张不寒不燥的处方，适合于阴虚血滞之新产妇，恶露不行或不畅，因疗效特别好，事后周光远向王孟英请教。王孟英毫不保守地给他认真讲了一课："人的体质各有不同，处方用药就不能一概而论，更何况致病原因不一，病机传变又是千变万化。俗语说，量体裁衣，治病怎么可以不辨证论治呢？按照世俗观念，产后大多用生化汤，这是以一定之死方，疗万人之活病，如遇体寒者，确实是一张好方，但如遇血热者，或兼感温热之气者，一概用之，急则变证立马而起，缓者蓐损渐成。""蓐损"指产后损伤。在王孟英看来，无论寒药热药，如用之不当，都可以误人，所以作为医生一定要切记。

生化汤是一张中医名方，有养血祛瘀、温经止痛的功效，主治血虚寒凝、瘀血阻滞之证，多用于产后恶露不行、小腹冷痛等证，载于《傅青主女科》，组方药物为当归、川芎、桃仁、干姜、甘草。本方是产后常用方，有些地区民间甚至习惯作为产后必服之剂。由于成为了习俗，因此造成的伤害也不小，曾受到叶天士、王孟英等有识之士的批判。王孟英认为此风气起于张景岳的《医方八阵》，被温补学派广泛使用而流传，因为不分体质、不分阴阳虚实而盲目使用，导致人之阴液受到伤害。赤砂糖是红糖的一种，也是产后常用之物，但易助热，王孟英认为阴虚内热者不宜服用，因此他特别关照周夫人，赤砂糖同样不宜服用。

王孟英利用这次给周光远夫人治疗的经验讲授，借周光远正在为自己辑录《回春录》医案之机，写下了一段关于生化汤利弊的评论，以正视听："人但知产后之常有，而不知半由生化汤之厉阶（厉阶：祸端），此风最胜于越，方本传于越之钱氏。自景岳采入八阵，遂致流播四海，人之阴受其害者，数百年矣，从无一人能议其非，今特为此长夜之灯，冀后人不致永远冥行，或可稍补于世。但景岳最偏于温补，而独于产后一门，力辨丹溪大补气血为主之非，可谓此老之一隙微明，惜犹泥于产后宜温之谬说，盖由未入仲圣之宫墙也。"王孟英是清朝继叶天士之后反对滥用温补的主力，尤其在妇科、产后诸病的实际应用时，倡导滋养阴液、清理湿热为主，以调理气血而不是滋补气血为原则，因此在临床上，以矫枉过正、补偏救弊为己责。这不仅是在女科方面，在其他杂证中，这些理念也随处可见。

二十六、三美相济　起死回生

杭州城名流黄莲泉家中，有一戚姓老佣人，几十年来一直在黄家做佣工，因忠厚能干又聪敏勤快，深得主人喜欢，平时待如亲人无主仆之别。道光二十二年（1842）秋天，戚妪患了霍乱，请王孟英治疗。因发病不重，只用了两天蚕矢汤就治好了。但三天以后，老妇忽然感觉疲倦，反侧不安，气短，不食不饮。黄莲泉惶恐不安，担心出事，赶紧就近请来济仁堂朱姓老医师。朱医师治霍乱没有经验，以为霍乱属于寒证，按以前大多数医生治霍乱的方法一样，开了一剂附子理中汤。黄莲泉本是老儒，也略通医，又与王孟英颇熟，读过《霍乱论》，知道王孟英对霍乱病是从热证论治，应该以清解寒凉药物治疗为主，因此看到朱医生处方是温热药，没敢贸然去买药，又不好意思去问王孟英，便先来到王孟英的族叔王伯安家里，与王伯安商量，先听听他的意见。王伯安也是医生，在治疗霍乱病的理念上，很认同族侄王孟英的真性霍乱属热证必须用寒凉的观点。

王伯安一看处方，便果断说，先不要服用。他反问黄莲泉，假如此证属寒，须用热药，那么前几天王孟英所用寒凉药，不仅没有出事，反而吐泻能止，病情能有好转？黄莲泉听了这句话，忽然大悟，赶紧下请柬，请下人去接王孟英。

王孟英一看病人，便向黄莲泉细细分析病情，因病属高年之体，元气随前次吐泻而虚，朱医师想用温热药补其虚并没有错。但是病人尽管前几天经治疗已获好转，因为体内暑热余邪未清，热药还是在禁止之列。王孟英的分析既讲明了霍乱病的机理，又坚持了自己的治疗原则。幸好老妇有福，有一位贤而有德的主人，若是在孟浪之家，轻信此病发作是以前所用寒凉药不当，反而认为用温热药是正道，即使用药后没有疗效或不及救治，一般都会怪罪于前医所用寒凉药错误治疗所致。假如一开始就用温热药救治无效，也因为都知道霍乱转筋本来就是危险之病，不会有人去追究此证有阴阳之分，治疗有寒热之异，更不会去弄明白此证治疗之得失，更何况一老妇了。这也是霍乱一病之所以不易治以及医生不可为的原因啊。

所幸老妇遇到一位好主人，黄莲泉见到处方用附子、干姜而生疑惑，能及时咨询好朋友王伯安，王伯安又能慧眼识病，并坦诚相告。黄莲泉的恻隐之心及虚心求证，加上王伯安多才有识，王孟英连连为之叫幸，说"二美相济，遂使病者逃出鬼门关，医者卸脱无妄罪，幸矣，幸矣"！于是，开了一张处方，用高丽参、麦冬、知母、葳蕤、木瓜、扁豆、石斛、白芍、薏苡仁、甘草、茯苓。王孟英这一次胸有成竹，直接开了六剂。六天后，再去复诊，病人能言语，能饮食且行动自如，再用补虚之法调理一个月，便恢复如常。

后来，周光远读《霍乱论》，看到王孟英治疗此案例的经过，又加上一句评语："是证以半痴之学问，莲泉之厚德，安伯之见识，三美相济，始能起九死于一生。世之执死方治活病，视仆婢如草芥，不分皂白，信口雌黄者，读此能无愧死耶？""半痴"是王孟英的别号。

二十七、若非半痴　恐不能救

自王孟英开始，把霍乱分为真、假之别，真性霍乱称之为热霍乱，假性霍乱多见于寒霍乱，两种霍乱治法迥然有别，寒霍乱宜温散，热霍乱须寒凉，一旦判断错误，生死立见分晓。在王孟英时代，寒霍乱自古有之，治疗相对容易，而热霍乱属于烈性传染病，在中国传播不久，当时大多数医家认识不足，因此死亡率极高。

道光二十二年（1842）夏，周光远从婺州回杭州省亲，因旅途劳顿，饮食不节，夜晚到达杭州家里后，突发腹痛吐泻，以为患了霍乱重证。因略知医，周光远赶紧在家中找出备有的"清麟丸"成药服下一钱。古时行旅在外的商人、官吏大多身边备有常用急救成药，清麟丸是清热泻火的常用药，其实并不适合当时周光远的病况，也算是病急乱用药。服下后，非但没有好转，症状益发加重，只能连夜去邀王孟英。

王孟英到达，已是凌晨，看到周光远脉搏微弱如无，耳聋目陷，汗出肢冷，音哑肉脱，危象毕呈，开方用药恐怕来不及了。赶紧叫周太夫人拿出家中的上好人参，以独参汤浓煎频服，待阳气略有接续恢复，再开出药方，用人参、白术、茯苓、白芍、附子、桂枝、干姜、扁豆、木瓜、薏苡仁、莲实，一剂下去，各种症状立即减轻。病情缓解后王孟英开始给周光远分析病因病机，因为周光远本是肥胖之体，属于气虚型，经吐泻以后，气虚更甚，再加上误服苦寒之剂清麟丸，伤及阳气，导致阳气欲绝，因此必须先用真武汤加理中汤，以尽快恢复脾肾之阳，现病情已基本平稳，便嘱周光远放心休息，等到明天看病情演变再作调整。第二天，王孟英再次来到周光远家，看到脉搏已平和，肢体温暖，腹痛吐泻已止，于是对处方做了调整，减除了附子、桂枝、干姜大温大热之药，加入黄芪、石斛益气生津之品，连续用了十天，周光远完全康复。事后，王孟英对周光远分析他的治疗方案，为什么会有如此快速的疗效，周光远的吐泻并非属于热霍乱，他的转筋也是因为吐泻以后伤及津液，筋肉失其滋养所致，因此在治疗过程中，要特别重视护养津液，救阳药一剂以后，阳气已回，就不必再用，再用就会更伤津液，如津液不能及时恢复，易引发内风，内风一动，病情就会转向危险，这就是第二天处方中去掉附子、桂子、干姜温燥刚烈之药的原因。尽管病属于寒霍乱，但用温燥之药也要注重体内气血阴阳的平衡，如用之过极，则反而前功尽弃。

王孟英在治疗温热病的理论体系中，独创以清凉为主为其特色，在救治病人的案例中，很少有用大温大热之剂。而周光远这一案例说明王孟英在临床上注重辨证论治，选方用药，根据需要，并没有门户之见的局限。王孟英把这一案例写入《霍乱论》一书中，引发了周光远、杨照藜、汪谢城、张柳吟等人讨论。

张柳吟说，王孟英分析病情极有说服力，论病无微不入，用药无处不到，从疾病的源头到演变发展过程，源源本本，清楚可信，从心理上使病人对其极为信服，很有利于疾病的治疗和恢复。

杨照藜说，看了此病的治疗经过，很佩服王孟英用药权衡轻重缓急，适可而止，用药无过当之弊，否则药虽中病，但用之过多，反受其害。这一方法可作为所有疾病的治疗原则，并不限于此病或仅针对热药。

汪谢城则从本病发生后极易伤脾这一角度发表了自己的看法。霍乱顾名思义发病极快，周光远本是体态丰腴之人，经过一夜吐泻已大肉瘦削，其伤人速度可想而知，原因是霍乱先伤脾胃，脾主肌肉。所以善后治疗健脾补气极为重要。

周光远最后总结说，自己这次发病，确是危同朝露，若非半痴，恐不能救。霍乱一病，近来极为常见，但当下许多医生并不知道如何正确治疗，导致误死极多。王孟英有专著《霍乱论》一书，辨析精当，实为今日医家首要之书，切以时用，希望当下医家熟读和研究。

二十八、勿以高年　而畏峻药

道光二十二年（1842）秋天，年迈体丰的顾云坨患了疟疾，急请王孟英诊治。疟疾本是常见病，但从脉象上王孟英发现其病情很重而且有生命危险，因为脉芤而伴有歇止。芤为暑热极盛，歇止为痰湿阻滞气机，这样的情况则大忌温补以助邪气。既然是暑热痰湿之证，王孟英及时用了清解蠲痰之剂，岂知用药后病情并未有丝毫减轻，反而出现大便带血。

家人颇为担心，第二天，以疑惑心情再请来王孟英。王孟英看过后，认为必须加重用药，否则暑热痰湿无法清除。因高年用攻下之剂，风险极大，必须与病家讲清楚病情的演变情况。他告诉病家，暑湿属无形之气，患者平素多痰，湿与痰交锢，使病情变得很复杂。王孟英的意思是假如清解不克胜其任，气血必然受其滋扰，一定要先攻其痰，使邪无依附而病自去，既然用清解去除不了痰湿，那么就必须用强攻了。因为这是一个服补药死而无悔的时代，强烈的责任心又驱使王孟英不愿做一个极为随波逐流的医生，所以他反复对病家强调："切勿因高年而畏峻药。"在征得家人同意后，王孟英开了一张处方，以桃仁承气汤加西洋参、滑石、黄芩、黄连、橘红、贝母、石斛，煎汤后再送服礞石滚痰丸。桃仁承气汤出自吴鞠通的《温病条辨》，组方为大黄、芒硝、桃仁、当归、芍药、丹皮，是消瘀破结的重剂；礞石滚痰丸是清热化痰的丸药，组成是礞石、沉香、黄芩、大黄，也是降火逐痰的主方。这是一张极为峻猛的重药，王孟英选择组合使用，除了胆大还必须才识高超，否则后果不堪设想。看来以用药轻灵著名的王孟英这一次也是豁出去了。

好在患者的侄子顾桂生也略通医，听了王孟英的解释，又看了王孟英的处方，便认可王孟英的治疗方案。顾云坨的儿子顾石甫是娄县知县，正好休假在杭州，看过王孟英的处方后，也同意王孟英的治疗方案。他因前几年患过暑湿证，知道此病不可轻易用温补法治疗，他对王孟英说:"此药在他人必畏而不敢服,我昔年曾患暑湿证,深悉温补之不可轻试,况高明所见相同,更何疑乎?"在家人的理解和支持下,王孟英连用两剂,患者服后泻下许多黏痰污血,疟亦随之而停,后以清润法善后调理而康复。

这个案例的成功救治,王孟英的才识卓著又具胆大魄力是主因,也与患者侄子、儿子的信任和支持密不可分。尤其是儿子顾石甫,早年在娄县任知县期间,有过患类似暑湿之证,误用温补而无效的教训。后来,顾石甫从娄县卸任回到杭州后,其家人的治病都由王孟英诊治,一家人对王孟英的医术极为信任。顾石甫临终前,他的儿子还请王孟英诊脉以决生死,王孟英以"脉见左寸如钩",作出病不过夏的判断,果然顾石甫于这年春末去世,这是后话。

二十九、无论轻重　初治得法

在王孟英众多医案中,有许多因一剂而愈的神奇验案,学生请教他为什么能有这么好的疗效?他说:"天下之病,无论轻重,总贵初治得法。"

道光二十二年(1842)九月,王孟英的朋友张春桥患了疟疾,汗多热少,间隔两日发作一次,已发两次,人明显消瘦。张春桥急请王孟英诊治,脉弦而细,尺中甚数,寒热发作都在子夜,口干嗜饮,一看便知是足少阴热疟,才发过两次已经身形消瘦,不可轻视。因是朋友患病,王孟英便对张春桥说,我送你一张妙方,服后即可治愈,但必须尽快服用,不要与他人商量。因张春桥人很活跃,认识朋友也多,王孟英怕多事者看到徒生旁议,贻误病情。

于是,王孟英为他开了一张处方:元参、生地、知母、丹皮、地骨皮、天冬、龟板、茯苓、石斛、桑叶。十味药,仅一剂,很简洁,以养阴为主，兼清虚热。因张春桥对王孟英的医术极为折服，毫不犹疑，取药后及时煎服，结果一剂而疟止。然后王孟英又为他开了一张以滋阴为主的善后调理方，几天后就完全康复了。

事后，张春桥向王孟英讨教，你的药方如此奇效，而且与事先预料完全一样，还担心旁生枝节，一定是什么秘方？便问道："此证一帖而瘳，似乎轻易，但非真才实学，焉能有此种妙治？"

王孟英回答道，之所以我要求你不要与他人商量，是因为我见了太多的治疗疟疾的处方和案例，像你这样的疟疾，所用疗法无非就是温补或表散，用后变证可立马而起，本来很容易治疗的病证，反而变得复杂。说到此事王孟英有些气愤，便指责世风不良的社会现象，说道："然天下之病，无论轻重，总贵初治得法，何致轻者重而重者危耶？奈世俗之情，必使轻则重而后转安，始知医药之功，殊可叹也。"

间隔两日发作的疟疾，又称"三日疟"或"三阴疟"，在《内经·素问·疟论》篇中有"有间日疟或至数日发"的记载。周光远在辑录《回春录》医案时，在此验案后写下一段按语："此证，世人但知其为三阴疟，笼统治以温补之法，从未闻有分经用药者。今提出少阴二字，创立清凉之剂，用药精当，取效敏捷，法似新奇，理自完足，所谓活人治活病，全以活泼运之也，可以启人慧悟，垂作典型。"可见，用分经法治疗疟疾，是王孟英首创，用清凉之剂治疟的特色，也成为王孟英的一大绝技。

病人金宽甫就是一个开始误用，之后出现变化，再经王孟英补偏救弊挽救成功的案例。初冬金宽甫因外感，找局医先治。局医是古代的官方医疗机构。局医中的黄医生知道病人一向喜欢用温药治病，迎合所好，以姜、桂之方辛温散表，结果病未好转，反而逐渐加重，发展到足冷面赤，谵语烦躁，黄医生因怀疑病已演变为戴阳证而束手无策。戴阳证指阴盛隔阳，是体内阴寒过盛将阳气阻隔于外而出现的真寒假热证，是一种阴阳欲绝的重证。局医黄医生应对不了这样的重证，便婉言谢绝。病家人心惶惶，于是请来王孟英以图救治。王孟英一看病人及治疗过程，知道是伏邪晚发，又误于初诊，用了提升之剂后，出现了热浮于上的假象，并非戴阳证，用清解之剂可愈。开出方子后，患者因一向怕寒凉之药，见方中有黄芩、黄连等苦寒之药，不敢服用。后经其兄再三劝说解释并极力开导，再叫家人监督下才服用，结果也是一剂而愈。这是一例典型的初治未得其法，致使变证的案例。

三十、各逞所能　竟成不治

最令王孟英气愤或不可思议的是由于病人犹疑不决，医生又各逞所能，导致病人最终死亡的情况。发生在道光二十三年（1843）春天，就有这样一个案例。

病人邵秋子的母亲，年近六十，起初寒热如疟，经多位医生治疗，没有明显效果，转而请来王孟英。王孟英看过后，认为是湿邪久蕴，已从热化，又因误用温补提升之剂，扰动了肝阳，挟痰饮上逆，出现的变证。就只给病人用了通降之剂，寒热便明显退去。本来好好的结果，病家却病急乱投医，因担心清解之剂多用伤身，第二天他们另请来一位包姓医生诊治，包医生认为病人寒热已退，又是久疟阴虚，理应滋补养阴，病家听后觉得有道理，也就没有再请王孟英。包医生为病人开了首乌、鳖甲等以养阴为主的方药，岂知服用以后，不仅病未好转，反而出现脉伏胸痞，呃忒自汗，渴饮不食，颧赤便泄等症状。包医生万万没想到会出现这样的结果，束手无策，开了一张以生脉饮为主的处方敷衍了事，当病家知道病情有了变化，担心出事，便不敢轻易服用包医生的处方，只好再请来王孟英。

王孟英看了前一天包医生的处方，便知是滋腻阻塞了气机，使清阳不司旋运，痰饮闭滞所致，并非脱象危证。与病家说清楚后，他特别关照补药千万不要随便用。此时的病家对王孟英的意见当然言从计听，请他赶紧开方。王孟英根据病况开了一剂栝楼薤白合小陷胸汤，再加石菖蒲、竹茹、旋覆花、贝母、杏仁、紫菀、枇杷叶，以清热涤痰，运转阳气为主，冀望能救前方滋腻之误。服用以后果然呃止脉出，病情大有转机。

但是，病家又认为王孟英的治疗虽然有所好转，但毕竟清解之剂，苦寒伤阳，不敢多用，知道如果继续请王孟英来，一定又是清解之方。于是，又擅自另请了一位郑姓医生，郑姓医生看过病人，诊断没有错，也认为是以痰为病，但提出的治疗方案恰恰相反，认为须用温热以宣通，过用寒凉会凝遏阳气。这些观点，在当时的背景之下，病人又是富贵之家的老年人，当然是很容易接受，于是又用了以姜、桂为主的温经化痰之剂。接下来可想而知的事便发生了，病人服药后出现了唇肿咽疼，不能进饮，舌干短硬，难出语言，症状明显较以前更重，只好再请来王孟英。

三请王孟英，都是救急，王孟英也没有抱怨，还是尽力图治，看过后依然坚持原则，认为必须以甘寒生津为主，以救燥烈之失，开出以犀角地黄汤加元参、知母、银花、竹黄、花粉、胆星、石菖蒲、竹沥，连用七剂后吐出许多极臭胶痰，饮粥渐增。这是患者第三次出现生机。无奈富贵之家，旁说太多，主见各异，尤其是有些亲朋好友视寒凉药如虎狼者，认为凉药不可多服，更何况久病元虚之老人。病人儿子邵秋子也认可这些观点，觉得经王孟英治疗反正已有好转，于是又换医生以培本补元为主，用了大量的升散温补之剂。

一直拖延至夏天，两个多月过去了，病情反反复复还是没有好转。其间又换过几个医生，眼看病情越来越重，已经出现上颚糜烂、牙龈溃疡、嘴唇肿大，再请王孟英设法救治。王孟英看过后只说了句："内火已成燎原之势，为时已晚，终莫能救。"不日邵老太便去世。

这是一例病家频繁更换医生，以致不能按正确的方案坚持治疗，导致患者不治的典型案例。王孟英在医案中记载下来，是为了给病家和医生一个警示，医患双方彼此信任是成功救治病人很重要的因素。

三十一、疫疠盛行　刊方救焚

道光二十三年（1843），是气候极为反常的一年，秋燥冬暖，秋无霜，冬无雪，夏天又遇上大旱，河井干涸，到了九月间，瘟疫大肆流行，先是天花，继而喉疹。

天花是一种由病毒感染引起的烈性传染病。感染天花病毒后可出现寒战、高热、乏力、头痛、四肢及腰背酸痛，甚而惊厥、昏迷，全身皮肤出现红色斑疹，几天后转为脓疱疹，愈后会留下瘢痕。

随着牛痘接种疫苗的普及，天花病毒已被人类彻底消灭。但在王孟英那个年代，牛痘接种技术刚发明，尚未全面推广，在中国使用的还是古老的人痘接种术。但人痘接种法存在一定的风险，接种不当会导致发病。王孟英三岁时有过接种后被感染而发病的经历，所以说起天花病，他一生都心有余悸。而这次的天花流行，王孟英认为是由于痘源感染所致，他称之为"痘疫"，治疗方法与"常痘"有异。他把这一情况及时提供给儿科医生，如与平常痘疫一样治疗则效果不佳。这一年的流行，治愈率很低，死亡率极高，王孟英的记载为"十不救五"，小儿死于天花者，日以百计。

这次疫情中，王孟英除了积极救治外，认为预防也很重要。他特地推出一张加味三豆饮处方，广泛刊布，希望未曾发病者，频频饮服，可预防天花发病。

加味三豆饮是王孟英的自创方，在古方三豆饮（生绿豆、生黄豆、生赤豆）基础上，把赤豆换成生黑豆或生白扁豆，再加入生甘草、金银花，用水煎服。在刊布此方下面，王孟英有注解说明，称古方三豆饮为痘证始终可服之妙药，未出时常服，即使发病痘出可稀；将出时急服，重可冀轻；已出时恣服，逆可转顺，毒可易清。此方极为简易，性味和平，不论个人体质如何，人人可服，而且久服无弊。他建议所有小儿在此病流行期间天天饮用。至于为何把原方中的赤豆换成黑豆，王孟英的解释是赤豆性燥伤阴，而黑大豆则有补阴功效，更适合秋令时节燥热体质，再加入银花、甘草，则有解毒之功能。小儿本为纯阳之体，极宜此甘凉补阴之味，因此可以常服无妨。

更令人神奇的是，这年秋天天花流行之时，王孟英根据时令推算，是年天令发泄，不主闭藏，来年入春以后会有喉疹流行。为此他推出一张青龙白虎汤，劝人入冬后开始服用预防。果不其然，来年开春，整个春天没有下雨，喉疹盛行。大多数患者不知病因，仅用发散之剂治疗，一时无所适从。而王孟英却胸有成竹，以张仲景白虎汤为治疗主剂，如病邪已传至营分的，用王晋三犀角地黄汤，根据病情发展，相机加减使用，救活病人不计其数。

喉疹是一种疱疹病毒感染的传染病，现在称为疱疹性咽峡炎，也是常见的小儿季节性传染病之一，以口腔黏膜皮疹为主要特征。由于上一年秋冬以后，王孟英已经预测到此病有可能流行的趋势，及时推出预防用药青龙白虎汤，抑制了来年春天小儿的发病率，成功起到了预防大规模喉疹流行的作用，功不可没。

青龙白虎汤也是王孟英的自创方，仅二味药，橄榄、生莱菔（萝卜）。此方下面，有王孟英自注："此予自制方，橄榄色青，清足厥阴内寄之火风，而靖其上腾之焰；莱菔色白，化手太阴外来之燥热，而肃其下行之气。合而为剂，消经络留滞之痰，解膏粱鱼面之毒，用以代茶，则龙驯虎伏，藏府清和，岂但喉病之可免耶？且二味处处皆有，人人可服，物异功优，久任无弊，实能弭未形之患，勿以平淡而忽诸。"王孟英对自创的青龙白虎汤极为推崇，在各种温热病的后期恢复中经常使用，往往能起到意想不到的效果。

三十二、手眼通天　洵非虚名

王孟英治病有神奇疗效，在当时被称为"手眼通天"。一次，好友顾听泉的亲家屠绿堂，因年老体虚，初夏又患重病，顾听泉知道病已难救，有碍于亲戚情面，有些话不便直说，于是想请王孟英判断一下大致死期。王孟英按了脉象，看过病人后，告诉屠绿堂儿子，这病过不了"阴生"。"阴生"即夏至日，夏至为一年阴之始，冬至为一年阳之始，这是阴阳学说对自然规律的解说。果然，屠绿堂死于这一年夏至的前五日。

在为父亲办丧事期间，屠绿堂第五个儿子，原本有痰嗽病，因伤心操劳过度而发作，咳甚作吐。一位徐姓医生给他用了补气摄血的参、术之剂，病情愈发严重。病人心想是否治疗有误。

第二天，家人便去请来王孟英，想听听王孟英的意见再说。结果王孟英诊后对患者说，这是阴虚痰饮之咳，因咳嗽长久，冲气不纳而导致呕吐，不是畏寒引起的，尽管《内经》有言"老者温之"，但你的病只需温养，而不是温补，所以用温补是无效的。

病者听王孟英的分析与自己所想一致，便把自己的想法如实相告，王孟英听后也肃然起敬，不敢有丝毫怠慢，所以更是以虔诚敬畏之心，凝神思索，为病人开了一张处方：西洋参、熟地、肉苁蓉、麦冬、天冬、茯苓、坎板（龟板）、牡蛎、紫石英、葳蕤（玉竹）、枇杷叶、橘皮，方以滋阴降气，加以镇摄为主。

拿到处方后的患者，如获至宝，同样以虔诚之心，立马配药煎服，服后果然病情好转，再经王孟英调理而愈。屠绿堂全家认为这是一件感天地泣鬼神的事情，是父亲的神灵拜托王孟英挽救了儿子的生命，从此，王孟英手眼通天的名声越传越远，为那些侥幸获得虚名的人所敬仰。

三十三、一帖见效　再剂而安

王孟英治急重证，不仅疗效好，而且疗程短，许多看似凶险的急重危证，往往只需一二剂即可见效，多则也仅三四剂，其见效之快，令人叹服。

一位朱姓商人在绍兴患了痢疾，经当地越医治疗，用过表散荡涤滋腻之剂不少，因疗效不佳，病转危重，便租船返杭请王孟英诊治。王孟英看到病人时，已神气昏沉，耳聋脘闷，口干身热，环脐硬痛剧烈，一昼夜可下五色痢数十次，并伴有小便涩痛，四肢抽搐，时时会有晕厥，病势可危。

王孟英分析病因病机，认为这是暑湿之邪，失于清解，又过用表散荡涤之剂，导致正气已伤，邪气乘虚传入厥阴，再加上用滋腻之品而使外邪禁锢于内，形成牢不可破之势态，可谓正虚邪实，确是危险至极，于是赶紧开出一张大方：以白头翁汤加楝实、肉苁蓉、黄芩、黄连、栀子、芍药、银花、石斛、桑叶、橘叶、羚羊角、牡蛎、海蜇、鳖甲、鸡内金，大锅急煎，大剂频频灌服。结果一帖下去，抽厥减半；四帖以后，抽厥平息；十天后，便色正常，小便清长而不痛，粥食渐进；半个月后脐间硬块尽消，再经调理而痊愈。

一次，石芷卿患外感，因误用柴胡、葛根等辛温表散之剂，身热虽退，但几天后发热又作，病势较以前更重，于是急请王孟英诊治。王孟英先以栀子、豆豉、黄芩、黄连清解其升浮之热，热退之后，因便秘邪归于胃府，脉象呈现弦滑而实，必须及时用承气汤急下。但因石芷卿父亲在温州任职，家中无人敢擅自做主，对于承气汤这样的急下之剂，家人不敢轻易让公子服用，只好另请了一位医生，想多听听意见。结果不出所料，请来的医生看了王孟英的治法和方药，认为用药太峻，病人腹部并不坚满，不太符合承气汤诸证，如贸然攻下，恐会有变证。家人听后觉得其言有理，便疑惑不决，不知如何是好？拖至暮后，只能再请王孟英商议。王孟英一旦认定自己的判断后，便不会轻易动摇，又费了不少口舌与病家解释，嘱咐病家赶紧服下，自己也没有离开病人，一直在旁边守着，直到病人服药后泻下黑色大便才放心回家。第二天，王孟英再去出诊，虽然病人昨晚大便后身热稍退，但今晨又开始大热大汗，并大渴须大口饮水，病家见到王孟英到来，焦急万分。王孟英看过病人后，却气定神闲，说了一句，病已无妨，不必担忧。于是开了一剂竹叶石膏汤，果然再剂而愈，然后再用育阴充液调理善后。

这次治疗过程，看似病程曲折反复变化，但病情的演变始终在王孟英的预料之中。先表后里，再与竹叶石膏汤而安，似乎病邪跟着王孟英的药在走，如不了解王孟英治疗思路，中途换医或更换治疗方案，就会有危险出现。这样的神奇疗效，只有在治疗结束，病人康复以后，旁人才能领悟王孟英深邃的医学思想和精湛的医疗技术。

更有甚者，有一次王孟英治疗一位大吐血病人，经诊脉右关洪滑，自汗口渴，人稍一动，血即上溢，有医生看过后，认为脱证就在眼前，只有大补气血才有希望救治。病家急请王孟英会诊。而王孟英看过后，说了一句令所有在场的人都感到震惊的话："如脱唯我是问。"说这话需要多大的勇气，可见王孟英当时心中有数，对病变具有精准的判断和十足的底气。于是，只用了一剂白虎汤加西洋参、大黄参，一剂见效，病人不再吐血。同样的案例，在王孟英医案中还有许多。

三十四、大剂梨汁　喘息始平

用食品配合药物治疗疑难杂症，尤其是果汁在临床上的使用，是王孟英治病的一大特色。在王孟英治疗温热病的案例中，藕汁、莱菔汁、西瓜汁、甘蔗汁、梨汁等都是入药的好材料，与药物治疗相互配合，往往能起到事半功倍的作用。

一年初冬，邵可亭患咳嗽痰饮之证，面浮微喘，所请医生看过后都认为是年逾花甲，下部虚寒所致，用过温补纳气之药，但未见好转，气喘咳嗽反而日益加重，口涎自流，阴茎阴囊肿大，两腿肿硬至足踵，不能站立，开口则喘逆欲死，不能说话，头仰则咳呛咽痛，仰卧不能片刻，痰色黄浓带血，小溲微黄而长。经杭州名医许芷卿看过后，认为病势凶险，便推荐王孟英诊治。

王孟英看了病人，按过脉搏，脉形弦滑有力，对其儿子说："令尊之病，是高年孤阳炽于内，时令燥火薄其外，外病或可图治，真阴未必能复。而且老人平时大便坚硬如羊屎，津液素干，如以温补之剂治疗，则如火加热，万万不可再用。"于是，王孟英开出处方，以白虎汤合泻白散，加西洋参、贝母、花粉、黄芩，大剂重用，再叫病家买了大量北梨捣汁，频频饮服润喉，以缓解上僭之火；三天以后，病势趋缓，再改用千金苇茎汤合清燥救肺汤，加海蜇、蛤壳、青黛、荸荠、竹沥，继续用北梨捣汁频频灌服；十天以后，用了百余斤北梨，咳喘开始平息。然后，王孟英在上方中再加入坎板（龟板）、鳖甲、犀角，以猪肉汤代水煎药，以加重滋阴僭阳的功效。

经过三次转方，先以清热泻火，再用清肺润燥，最后以滋阴僭阳，层层推进，步步深入，其间用北梨捣汁频服始终不间断，病人出现明显转机，上僭之火得以下行，小溲赤如苏木汁（比喻极黄）渐转淡黄，其他各证基本平稳，下部之肿基本消尽。不再用其他药物，唯北梨捣汁继续服用，连续用了一个月，总数用掉二百余斤。

梨是王孟英最为常用以食物入药的水果，其性甘凉润肺，有清胃凉心、涤热息风、化痰止嗽、养阴润燥、散结通肠之功。捣汁服用，王孟英取名为"天生甘露饮"，以北方产者为佳，因此王孟英在处方中写明"北梨"。此方法常见于王孟英治疗温热病、内科杂病以及病后调理。甘露饮本是一张名方，以清热养阴生津为主，而王孟英以北梨一味达到同样功效，故取名为"天生甘露饮"。用猪肉汤代水煎药，也是王孟英的独创。王孟英认为猪肉汤可用于火灼燥渴，干咳便秘，是平常颇为推崇的食疗方之一。

经过这次治疗康复以后，邵可亭的痰嗽病一直很稳定。这年冬天，正遇大雪严寒，有一天邵可亭更换衣服时，略感风寒后稍感腹中微痛，以为受寒引起，便自作主张吃了两碗姜糖汤，又导致气喘咳嗽复发，口干咽痛，大渴舌烂，夜不能寐，王孟英再一次用之前方法，改用绿豆煎清汤代水煎药，再次治愈。

事后，王孟英对病者儿子说，老年长寿者，不在阳盛，在于阴精充足，《内经》中早有论及"阴精所奉其人寿"，令尊大人的身体阴液久亏，阳气独炽，今病虽已好转，但阴精不是靠药物可以持续不断补充的，况且年已过六十，也经不起长期消耗，平时千万不要轻易服用温补辛燥之药，以免更伤阴津。医生治病仅是人谋，能否引年且希天眷。就算你们以后有病，更换不同医生，但看法有异，治法也可能不同，但我还是要给你们这些忠告，希望病者安康长寿。

王孟英的这一段话，对于养生长寿很有意义。在王孟英看来，欲得长寿者，重在阴精，不在阳盛，老年人保护阴液似乎更为重要，在滋阴润燥与补肾壮阳之间，王孟英更看重于滋养阴液，这与现在养生学讨论老年人在"静"与"动"的选择上，究竟孰轻孰重，作了很好的回答。其实，正如王孟英所说，《内经》中早就说得很明白，人的寿命，取决于先天之阴精，故有"阴精所奉其人寿"之名言。

关于高年虚证，慎用补肾壮阳之法，王孟英在稍后治疗李叟案时，又再次强调。因李叟本身阳气过盛，老年希望纳妾，便遍用补肾壮阳，导致阴液难以为继，最后孤阳极度上亢而丧命一案为教训，再次说明老年欲得高寿，要护养阴津的重要性。

三十五、产后怪病　甘寒疗之

郑封的夫人产后患了一种怪病，先被温热误治，再由于病家质疑王孟英误判，最后又请王孟英治愈，整个治疗过程颇为有趣。

郑夫人刚开始仅是产后发热，按风俗自服了两剂生化汤，但发热更甚，全身遍发红疹。马上请了杭州名医顾听泉诊治。顾听泉也是寒凉派的倡导者，及时用了清解之法，但用了三剂以后，病情并没有好转，想进一步用犀角地黄汤，又恐病家担心产后用药太凉，有些犹疑。于是提出请王孟英会诊。

王孟英一边听顾听泉介绍病情，一边为病人把脉，按其脉弦滑而数，面赤热燥，胸闷善悲，肢肿而疼，两肘白泡如扁豆大小，有数十颗之多，舌上也有一颗，因痛甚而妨碍饮食，大便已十余天不解。看过病人，王孟英与顾听泉讨论，认为此病起因于产前伏暑，且有蕴毒，恰恰犯了生化汤的禁忌，服用后助纣为虐，幸亏顾听泉立即用了清解之剂，才不至于陷入昏迷，否则后果可危。他同意顾听泉用犀角地黄汤方案，但恐怕药力还不能胜任，于是提议在此基础上加入西洋参、滑石、知母、银花、花粉、人中白、栝楼仁、竹黄、贝母、桑叶、栀子，在征得顾听泉同意后，决定以此为方，嘱咐病家赶紧煎服。

病家有一位亲戚，同意按此方案治疗，也认为王孟英的诊断没有错，但还是向王孟英提出疑问，病人既然是热证，为什么口渴不是喜冷饮而是喜热饮？看来这位亲戚也略通医，提了一个很好的问题。

王孟英回答道，你的问题问到点子上了，这正是这张方子中用了好几味清热化痰药的原因。病人胸中有热痰阻碍气机，通常就会出现这样的情况，不要以为病人从不吐痰，就没有痰阻问题，假如仅以喜热饮而判断为寒证，就用温散之剂治疗，则误不旋踵。听了解释，病家才放心服用。

此方连用四天以后，病人始得大便，其间频吐稠痰，各症状相应消退，饮食渐增。王孟英认为病势虽已稳定，但余热仍炽，如不进一步清涤，而改用补益之剂，则很有可能酿成"蓐损"之病。"蓐损"旧指产后各种病证。这也是王孟英打消病家产后希望用补益之剂的念头。

但是，产妇娘家人却怀疑王孟英用药过凉，一定坚持要请专科医生诊治。好在请来的专科医生没有完全否定王孟英的治疗原则，只不过为了迎合病家开了一张无关痛痒的方子，幸亏也没有妄用温补之剂。过了十余天，原本有些好转的病情又重新复发。这时，郑封觉得王孟英的观点应该是对的，再次恳请王孟英诊治。王孟英毫不犹豫地再用甘寒疗法。经过一段时间的治疗，病人全身蜕下一层皮，爪甲换新，病情才逐渐康复。然后，王孟英改用以滋补真阴为主调养，郑封夫人的怪病才得以痊愈。

王孟英在诊疗中，常常应用怪病从痰论治的方法，尤其是妇女妊娠产后奇病，大多由于痰滞而致，因此常用清热涤痰之法获效。他极为推崇沈尧封"胎前病痰证居半，产时病痰涎不下，诸病丛生"一说，创立"岂可以不见痰而遂云无痰"之论说，并应用于临床。王孟英在《女科辑要》一书中说："余每用此法，无不应如桴鼓。"沈尧封是乾隆时期名医，浙江嘉善人，著作大多以抄本流传。王孟英曾于道光三十年（1850）整理并参注刊印其《女科辑要》一书，使这一"世罕传本"得以传世。

三十六、舌战群医　镇静不摇

道光二十三年（1843）是王孟英治疗疑难杂症比较多的一年，接二连三成功救治危急重证，使王孟英在杭州名声大振，许多达官权贵因此慕名求诊。

这年秋天，一位满族官员康康候来浙江督导闱试，因患重病先由顾听泉诊治，再由顾听泉邀请王孟英会诊。遇到重病，王孟英必以脉诊入手，病人脉象滑数，右歇左促，且肝部间有雀啄，气口又兼解索。先分析这里提到的几种脉象，歇脉，即间歇脉，又称歇止脉或止脉，是脉搏有间歇停跳之统称，提示心脏随时有停跳的危象；促脉，指脉来急数有力而呈不规则间歇，多出现于阳盛热结诸证；雀啄脉如雀啄食，主脾气已绝；解索脉，散乱无序，如解乱绳之状，多主肾与命门之气皆亡。从康康候这些脉象看，可见病已极危。然后再看其他症状，面色宛如熏黄，满头大汗，呼吸粗促，上气不接下气，坐无须臾安宁，大小便艰涩难排，而且浑赤极臭，心下坚硬拒按，形体弯曲，舌色边紫苔黄，但不干燥。王孟英问康康候还有什么不适？康答道：口渴甜腻，不欲饮食，眼睛一闭，即气升欲喘，烦躁不已，胸中懊恼，难以描述。

综合望、闻、问、切，王孟英分析病情，这是一例因湿热误用温补引起的变证，湿热之邪因补而壅塞，漫无出路，充斥三焦，气机为其阻塞而不流行，蔓延日久，津液为之凝滞而成痰液。王孟英作了一个形象的比喻，此时身体中的正气与邪气，犹如自然界人与禽畜杂处，秧苗与杂草同田，混为一家，难舍难分。一般医生看到肢冷自汗，不太会从气机壅闭上去考虑，往往以培补正气为主，因此邪气得补反为树帜，犹如支助敌兵送去粮草，耕田者没有锄去杂草一样，都会使病情演变得越来越严重。

顾听泉听完王孟英的分析，点头称是。病人从夏间起病，开始仅心悸少寐，自请了一位医生以虚而补之，又因康康候时常出差在外，暑湿外侵，受而不觉，闱试尚未结束，便开始发病。在顾听泉接手治疗之前，诸医的治疗方法基本上都以温补为主，以致愈补愈剧。根据王孟英的分析，顾听泉提出可否用温胆汤治疗？顾听泉很谦虚，也很尊重王孟英，温胆汤是治疗气郁痰滞的名方。

王孟英同意使用温胆汤，但认为不够重，必须加药，于是与顾听泉商量。因病人脉证多怪，皆属于痰，但胸痞如此，并无痰吐，是因为痰能阻气，气不能运痰，宜于温胆汤中加薤白、栝楼仁，以通胸中之阳；可与小陷胸汤合用，再加入栀子、豆豉泄其久郁之热，以除懊恼；再佐以兰草，涤其陈腐之气而醒脾胃。小陷胸汤是张仲景治疗痰饮、胸痞之圣法。顾听泉一听王孟英用如此周到的治疗方案，深以为然，当然同意。连用两剂后，各种症状明显减缓，脉象转和。

康康候因服药后明显好转，很高兴也很认可王孟英的治疗方法，便想既然病证属于实证，何不再加重一些剂量？于是擅自服了两次大黄丸和半剂承气汤，以图一泻而后快。王孟英知道后，赶紧阻止，并告诉他："畏虚进补固非，欲速妄攻亦谬，既然是湿热为病，灼液成痰，病的形成并非一朝一夕，治疗也因上下分消为是，不比热邪传府，可一泻而愈。因此，不能性急。"

果然不出所料，由于康康候擅自用了急下，导致两天以后阴部肿大。王孟英看到后说，这是攻痞太速所致，古书上有过记载。于是与顾听泉商量后在前方中加入黄芩泻心汤、雪羹汤，用后吐痰渐多，腹部胀痞日消，但是自腹至足及阴囊，肿势日增。根据王孟英的经验，认为是病情演变的正常趋势，肿势不可能一下全消，要假以时日，建议从三焦分势治疗，自上而下，病必无虞。再与顾听泉商量后，改用刘河间桂苓甘露饮方意。此时，参与共同会诊的医生中有一位叫姚平泉的提出不同看法，认为病人既然大势恢复不错，就不应再用寒凉之法，应该以健脾胜湿为主，意为用温补之法同样可以消肿，何必以攻消而伤身。而有的医生因亲见王孟英前几次的治疗效果，认为可以继续用以前的治疗方法。王孟英回答说："原方本是可以再用，但病情与前面稍有不同，再用前方，恐药力不胜，既然大家都认同，那就再试用一天吧。"

第二天，病情没有好转，反而多了痰中带血的症状。王孟英看过后，认为是湿热熏蒸不已，有从气分向营分发展的倾向，不能再有犹豫之意见了。于是与顾听泉商量后，另开了一张处方：知母、黄柏、生地、犀角、鳖甲、白芍、薏苡仁、贝母、石斛、白茅根、麦冬、滑石、栀子、藕汁、童溺，急投后痰血始止。不料几天以后，又吐痰血，而且出现肢冷自汗，众人大多以为有将脱的危险。姚平泉再次提出这是气不摄血。应急用归脾汤补气摄血，康康候全家也开始慌乱而无主见，又请了三位医生前来会诊，新来的医生因不知本病的前后演变情况，其中一位认为是实证，但分析没有切中关键，其他两位认为是虚证，应该用补虚之法。

因为了解本病的发展演变全过程，关键时刻，王孟英据理力争说，望、闻、问、切必须综合分析判断，不能仅看一证或一脉便可武断，病人本是湿热重证，现在小便还是黄赤，体内湿热炽盛可想而知，因湿热之邪初起伤于气分，津液受灼而为痰，渐及于营分，则阴血不安而妄溢，邪气内盛，实证是其根本，虚证是其表象，千万不要被外表欺骗。并坚定提出前方不能变。其他医生本来也主见不定，看到王孟英如此坚定，便不再有不同意见。康康候又服了两剂，果然痰血全止。事后，有在场的医生问王孟英，当时你凭什么如此坚持？王孟英告诉他，第二次吐血复发，也是由于气分之邪扰及所致，欲清气道之邪，必先去其邪所依附之痰，又因为津液已为邪热灼烁而成痰，痰又反为邪热之防线，因此必须峻攻其实，而缓其势。

然后，王孟英再以礞石滚痰丸治疗，大便开始通畅，康康候说已经近四十天没有这样舒畅了。连续用了几天，泻下胶痰、黑便多次，小便开始清长通畅，苔色渐退，寝食渐安，只是阴部水肿如前。这时又有两位医生马香崖、陆虚舟，都认为应该用补脾行水之法了。但王孟英却坚持不用补法，继续据理力争，根据脉证合参，病不在脾，况善饥便燥，口渴溺多，还担心病向消渴转变，急用甘润之剂还不及，怎么可以急用温补再伤其阴而劫其液？王孟英的反驳进一步将道理说透。然后又继续分析，如果按你们所说，是脾虚下陷之肿与湿盛而肿，那病人膝之上下必然连贯相通，而现在病人膝之上下内外凹凸迥然有别，毫不相关，这就是湿热内蕴所酿成之痰饮，又因误补而痞塞中焦，再如妄攻会致湿热之邪流窜隧络，反而不能一荡而蠲，我会以法治之，请你们放心。王孟英依然语气坚定，把握在心，开出方子：知母、黄柏、贝母、花粉、旋覆花、橘络、丝瓜络、羚羊角、楝实、葱须、豆卷、薏苡仁、竹沥，三天以后，阴部突隆处，感觉奇痒，搔之水出如汗。六天后，两腿始觉干瘦燥痛，阴囊随之肿消。王孟英再用滋阴养血之法调理善后，康康候终获痊愈。

康康候的案例，在所有王孟英医案中，是极其精彩的一例。因主人位高权重，参与会诊的医生有名有姓者就有八人，而且病情曲折多变，危机四伏，稍有不慎便前功尽弃。但王孟英始终坚持如初，信心毫不动摇，最终得收全胜。事后，王孟英总结这一病例的治疗过程，幸亏没有受到温燥补脾利水之法的误治，否则就不会如此顺利。

三十七、古镜照神　是有真宰

"古镜照神""是有真宰"两句，出自唐代司空图《二十四诗品》。"古镜照神"出自《诗品·洗练》："空潭泻春，古镜照神"，意为清澈见底而无丝毫尘埃的潭水，能把所有的春光映现出来；"是有真宰"出自《诗品·含蓄》："是有真宰，与之沉浮"，是指万物运行自有内在规律，诗歌自然与之一起沉浮呼吸。联句是文人高若舟集《诗品》句，送给王孟英的一副集句联的上联,下联是"明漪绝底""如见道心"。"明漪绝底"出自《诗品·精神》:"明漪绝底,奇花初胎",意为泉流明澈见底,如同奇花即将绽放,时刻显现;"如见道心"出自《诗品·实境》:"忽逢幽人,如见道心",意为忽然见到高人,一下就领悟了道学的精神。四句成一联是指事物清澈如镜,透明如泉,用来说明真实客观的事物是掩藏不了的,只要能透过现象总是可以看到本质。高若舟用联句的意义比喻王孟英识病之准、治病之神、疗效之速的高超本领。之所以要送王孟英这样一副诗联,起因于王孟英为高若舟的一次治病。

高若舟是道光时期杭州著名书法家,博儒通医。一次他因患腹胀,开始自用了温运之剂,渐至腹部形成一痞块,常感冲逆吐酸,因此更相信自己的病是因虚寒而起,多次自服了较长时间的温补药,导致饮食日益不振,痞块渐渐增大,肌肉日益消瘦,最后卧床不起长达半年之久。

道光二十四年(1844)春天,高若舟请来王孟英诊治。王孟英从脉诊入手,见脉沉弦而软滑,大便不畅,小便短浑,舌苔黄腻,便知其并非虚证,而是肝气郁结,郁则生热,又因长期用补虚之剂而致痰凝。因此王孟英开出的处方以舒肝解郁、清热化痰为主:栀子、楝实、吴茱萸、黄连、元胡、乌药、旋覆花、枳实、鸡内金、鳖甲、竹茹、橘皮、茯苓、半夏,用后诸证有所减轻,但又出现寒热、四肢酸楚症状。高若舟以为患了疟疾,而王孟英却认为是少阳之气郁而欲伸的征象,所以跟高若舟说,这是气机宣达,郁热外泄的好现象,是病邪之出路,不能用截疟法治疗,而以秦艽、柴胡、豆卷、羚羊角、蚕沙、桑枝等药,以迎而导之而不是截而堵之,从而达到清热涤饮、舒达肝气的目的。

但高若舟身边有几个懂医的朋友,认为他久病元虚,王孟英的药过于凉散,恐不能胜任,提出了异议。好在高若舟自己很清醒,因为王孟英分析他的病因病机令其折服,况且前次的治疗也大有好转,因此坚信不疑对王孟英说,就按你的处方用,不要有任何疑惑,我相信你。有了病人的表态,更坚定了王孟英的信心,按方治疗后,寒热渐渐平息,上冲之气亦止，只是腹部痞块未消，再以龙荟滚痰丸缓缓利导。龙荟滚痰丸分别是龙荟丸和滚痰丸的合称，龙荟丸以泻火通便为主，滚痰丸以泻火逐痰为重，两丸交替使用，取其缓导之意，是峻药缓投的一种方法。用后饮食递增，诸证渐次向愈。

这次病愈，高若舟感激万分，因善作隶书，因此集《诗品》中四句诗句，集成一副对联送给王孟英："古镜照神，是有真宰；明漪绝底，如见道心。"联句用于王孟英身上，真是恰如其分，一点不虚。

三十八、药惟对证　乃克病愈

高若舟的妹妹嫁给了赵听樵，也是一位饱学之士，有些狂妄自大。一次，其夫人患胃脘痛，经他们家黄姓的家庭医生以香燥之治疗后，病不见好，反而新增头疼眩晕，气逆呕吐，痰多不寐，便溏不食，月经不行等证，又以为是虚证，再用温热之剂补其虚。过了三个月，因月经不行，还以为是怀孕。经多次折腾，服了不同药方，病情反而越来越重。高若舟觉得再这样折腾下去，妹妹恐怕性命难保，便向妹夫建议请王孟英诊治。

王孟英依然先脉诊，其脉左弦而数，右滑以驶，再结合证候判断，对赵听樵说，夫人的病并不重，十余天便可以治愈。但是，赵听樵却认为王孟英大病小看，不信任王孟英所开药方，也没有服其药。过了半个月，病人出现颈软头难举的重证，黄医生看了以为"天柱已倒，势无望矣"，宣告不治。

高若舟听到消息后，不甘心妹妹就此不救，极力要求赵听樵再次恳请王孟英诊治。王孟英看过病人，依然坚持原来诊断，提出的方案还是原来的治法，赵听樵因为受温补学说影响极深，对王孟英的治法不屑一顾，反问道："此病诸医束手，大剂补药，尚无寸效，而君两次用药，皆极清淡，虽分量颇重，亦焉能有济乎？"话语很不客气，甚至有些盛气凌人。

王孟英在原则问题上毫不让步，也绝不会迁就病家，但还是很客气地尽力说服，语气却很坚定："子何愚耶？药惟对证，乃克愈病，病未去而补之，是助桀也。病日加而补愈峻，是速死也。原彼初意，非欲以药杀人，总缘医理未明，世故先熟，不须辨证，补可媚人，病家虽死不怨，医者至老无闻，一唱百和，孰能挽此颓风！"在回答赵听樵的同时，王孟英对世风好补的不良习俗展开了严厉的批评，而且毫不留情。

批评过后，王孟英可能也觉得语气有些尖锐，便把话题转回到赵夫人的病因病机分析上。他对赵听樵说，夫人的身体看起来丰腴，其实体质属于阴虚，肾虚肝旺，肝阳偏盛，肝强则侮胃，所以有胃脘痛，假如开始就用酸苦泄肝、甘凉养胃的方法治疗，应该不用数日便可治愈。但初诊医生恰恰用的是温补之剂，犹如油上添火，肺津胃液灼烁无余，导致肝火上升，气机窒塞，水饮入胃，凝结为痰，其他各种症状都可以看成是气失下降，怎么能因为食少寐差便以为是虚劳，月经不至就武断为妊娠呢？听到这里，赵听樵觉得王孟英的分析很有道理，便同意王孟英开方治疗。

王孟英依然开出了一张清淡之方，以肃清气道为主，并详细为赵听樵作了解释：因为肺为一身之治节，只有肺气清肃，那么肝胆逆升之火，胃府逗留之浊，枢纽郁遏之热，水饮凝滞之痰，才可得以下趋，诸证便可向愈。因此不用担心用药太平淡，也不须急用硝、黄之类矫枉过正，反而伤及正气。医生用药只须考虑药能否对证，何况重病本有轻取之法，更没有必要为了讨好病家而藐视病人生命，或以无关痛痒之药敷衍塞职，作为病家只要关心疗效。

听完王孟英的一番话，赵听樵有些羞愧，也颇有感悟，就放心接受治疗。结果当然是药用下去立马见效，仅用了十天时间就治愈了赵夫人缠绵三个多月的病痛。一个月以后，月经如期而至，再经调养，康复如常。

三十九、晨膏午丸　此为一法

王孟英治病从不固守成法，而是随证变通，治疗过程往往突破常规，以意想不到的方法取得奇效，被称为"活泼如龙"，也是他临证过程中极为精彩的一笔。

程燮庭的儿子是程家六代单传，于道光二十四年（1844）春天患温病后精关不固，遗精频作，不久阴茎萎缩，形寒肢冷。因房事不支，心灰意冷。看过几个医生都以为是虚疟所致，投之于参、附等不乏壮阳之剂，但病情益发严重，家人请来王孟英诊治。

"虚疟"病名出自《金匮翼》："虚疟者，或体虚而病疟，或因疟而致虚。"王孟英看过后，结合苔腻不渴，善噫易吐，时有痉厥等症状，认为这病不是虚疟，而是平时体丰多湿，饮食又喜厚味，因而酿痰，又外感风温之邪，痰湿与温邪交织，乘阴虚之体而扰阳，极易侵犯厥阴经，再加上误用温补更劫其阴液，痰湿锢结而痉厥时发。

听了王孟英的分析，程家颇为担忧，作为六代单传的唯一儿子，恳请王孟英图救。而王孟英知道，这是一例看似简单，其实极为复杂的病，便与病家作了进一步解释。他说道："虽然这病我能诊断明确，但病情辇輵（'辇輵'本意为纵横交错，广阔深远，这里指病情复杂），即使我有治疗方法，也难以很快见效，而且治疗过程中稍有不慎，便会出现变证。尽管你们对我的治疗方案是信任的，我也会全力图治，但就是担心这个病不能立刻好转，引起旁人议论，你们会犹疑，或者中途变更换医，影响治疗。"

看着病家疑惑不定的眼神，王孟英自己也有些犹疑了。最后，王孟英提出了一个条件，要求再请顾听泉一起会诊，以减轻自己的压力，既能集思广益，共同商议最佳治疗方案，也可以杜绝日后一些不必要的议论。程燮庭听后深以为然。

王、顾两位医生商议之后，用了一日两次分治法治疗，即当天午后先用肃清肺胃方法以解外邪，蠲痰湿而斡枢机，第二天早晨再投凉肾舒肝法，以靖浮越、搜隧络而守关键。用此方案治疗几天后，病情开始好转，但病人情绪不稳定，易生气发怒，阴茎依然萎缩不举，极易寒颤，齿缝有紫色血痕，指甲也有微红色印痕，小便短少且浑黑极臭，症状还是错综复杂。

王孟英认为，经过清肃肺胃之热，上焦基本已清，中枢已能运转，现在急需填肾阴、清肝热。再与顾听泉商量后，改用西洋参、麦冬、天冬、生地、熟地、肉苁蓉、天花粉、知母、黄柏、黄连、楝实、石斛、芍药、石英、牡蛎、龟板、鳖甲、阿胶、鸡子黄，大剂连服，中途稍有更换，但以成方为主。这样的大处方，在王孟英一生的行医生涯中也是不多见的。经过二十余天的治疗，各种症状相继好转。但因病情虚实夹杂，邪正胶着，王孟英怕再有反复，便要求病家将此方制成膏剂，每天早晨服用，中午再服缪氏资生丸。缪氏资生丸是明代医学家缪希雍的处方，是在宋代《太平惠民和剂局方》参苓白术散的基础上加味而成，以健脾益胃，调和脏腑为主。王孟英要求在制作时，将以上两方所用药物全部改成生药，不要炒制，丸药不用蜂蜜而用竹沥和丸，再用枇杷叶汤送服。这样一直坚持服用到入秋停药，患者康复如常。

事后王孟英为此案作了批注，认为这是古人所说四损证中最严重的一种，治疗过程稍有不慎，便会变证蜂起，命不可保。"四损证"是明代医家吴又可《瘟疫论》中的一个病种，即阴阳气血均亏损，这样的病人即使感受的外邪并不严重，但由于正气亏虚，不耐攻邪，故治疗困难，预后较差。值得庆幸的是，经过王孟英的努力，全过程小心翼翼，治法灵活多变，遵古法而又有变通，终于成功治愈。

四十、全家患温　竭力救治

道光二十四年（1844）春夏之交，翁嘉顺全家患了风温、湿温之证，经王孟英一一救治而愈。

最先得病的是翁嘉顺的夫人，因产后发热，先后请了两位竹林寺女科治疗无效，病情加重，再请来王孟英。王孟英诊断是素体阴虚，产后失血，热自内生而致发热，因伴有谵语昏瞀，症状颇为吓人。之前的第一位温姓医生考虑感受风寒用了表散之剂，第二位龚姓医生怀疑血瘀于内则用活血化瘀之法，都是温辛通散的热药，导致阴液受劫，病情加剧。所幸的是，病人平素为痰饮内盛之人，所以津液未至涸竭，王孟英急用蠲饮六神汤去橘皮、半夏，加西洋参、生地、天花粉、竹茹、知母、生白芍。几天后病就好了。

但过了十余天，病人发热复作，有人怀疑是王孟英用了凉药所致，也有人认为是产褥成劳。病情日益加剧，全家人正在考虑请谁来看病时，病人的小姑前来探病。小姑平日见多识广，又服膺于王孟英的医术，看到嫂子一家正在为请医之事争议，便坚决支持请王孟英治疗。

翁嘉顺再次请来王孟英。王孟英还是先按脉，浮数而弦，再结合病情，便明确诊断，这次是患风温证，与前次发热不同。病人便泄无溺，是肺热所迫，大渴无苔为胃汁受烁，急用大剂甘凉，并以天生建中汤频频灌服，天生建中汤是王孟英自创方，仅一味甘蔗取汁。经及时治疗，翁夫人津回舌润，很快便痊愈了。

翁夫人病愈之时，翁嘉顺自己也感染发病了，而且一开始就是重证，发热，舌赤而渴，脉数且涩。王孟英一看便知此非善证。由于素体阴虚，适逢家族中有人患瘟疫去世，伤心过度，正值忧丧哀痛之余，五志内燔，温邪外迫。此时，外邪不必由气及卫顺传，而是由气分直接传入营分，因此立即用了清营之剂，一剂无效，再直接用凉血之剂，病还是不见减轻。家中人焦急万分无人能拿主意，只有一个老家丁陈七颇有胆识，相信王孟英的医技，恳请尽力救治。

王孟英毫不推辞，跟翁家人说，我一定会尽力图救，只是病势太恶，治疗方案虽是正确，但病势还在转重，要不是初起就从营血入手，恐怕就危险了。心想，这样的情况之下，如再推诿，接手医生即使能识得此病，恐怕也没有用大剂、重剂的魄力，而此时如病重药轻，犹如杯水车薪，何济于事，只能放下包袱，殚心尽力图救。眼前病人已经昏瞀耳聋，下利血水，目赤妄言，王孟英以晋三犀角地黄汤，加银花、石膏、知母、石斛、栀子、贝母、花粉、兰草、石菖蒲、元参、竹沥、竹茹、凫茈（荸荠）、海蜇加减出入，经连续十余天治疗，舌上忽布满秽浊垢苔，口气喷出，极臭难以接近，手冷如冰，头面自汗。家人见此情况都有些绝望了，而王孟英看到病人如此转变，反而兴奋说这是生机。而旁人似乎并不理解，王孟英作了解释：本为阴虚之人，经此番热邪深入，又经清营凉血之法连用十余天，出现这样的舌苔，是营阴渐振，推邪外出的好现象，只是本元素虚，不能以高热寒颤解除外邪，故显肢冷，而汗出仅于头面也不是阳虚欲脱之证，尽可放心。王孟英对疾病的演变心中有数，因此镇静又充满信心。继续用甘寒之剂频频灌服。三天以后，汗收热退，苔化肢温。整个治疗过程，犀角共用去三两之多，但不犯一毫相悖之药。救治成功后，翁嘉顺感恩万分，而王孟英将之归功于陈七的忠诚恪守以及对治疗方案的坚信，才使病人起九死于一生。

翁嘉顺的另一个妹妹也在这次瘟疫中发病，病势同样危急，自以为不起。王孟英看过后则认为，壮年阴充，如治疗不误，应该不会有意外，便尽力图治。因此从容不迫，以法治之，并嘱咐慎寒暄，节饮食，守禁忌，经二十余天治疗而痊愈。几天后其妹妹的小姑也得病，拖延了七天才请王孟英诊治，从症状看病情不是很重，频吐涎沫，不能出口，须以手撩，不饮不食，不便不眠，或多言不倦，或久问不答。根据这些症状王孟英认为是兼有七情郁结，气久不舒，津液凝痰，外邪才得以依附，如治疗正确，也能即日可愈。于是在清解方中加入蠲痰疏气、通胃舒肝之品，连续用了十四天以后，身热渐退，痰沫渐少，再过了十余天，大便始解，粥食增加而愈。王孟英最后总结这个病例时，认为整个治疗过程用一法到底，不犯一分温燥升补之药，也不用滋腻入血之品，尚须经过三十余天的治疗，若病家不笃信，医者不坚持，旁人多议论，则焉能有如此成效。

四十一、骇人之病　骇人之药

治重证，王孟英时而轻灵，时而大剂重用，治疗原则的掌握全在于辨证论治的精准，故不论采用何种方法，均能药到病除，疗效神奇。

治疗沈裕昆夫人是"骇人之病，用骇人之药"的一个成功案例。沈夫人偶发胃脘痛，先请范姓医生用舒肝理气的逍遥丸治疗后，脘痛稍止，继而发热咽痛，又邀请善治时证的顾听泉治疗。顾医生一看是温邪感染，用了清散之法，咽痛已减但身热未退。七天后，病人突然目闭鼻塞，耳聋肢体抽搐，不言语、不饮食，顾听泉恐其有变，建议邀请王孟英会诊。当时沈裕昆的两个儿子正在王孟英族兄王瘦石处游学，知道王孟英是老师的族弟，便问老师王孟英的医术如何？王瘦石并不避嫌，告诉学生王孟英不仅学识超人，而且完全能够承担此重任，并乐于出面为之邀请。

时夜色已近，王瘦石叫学生拿着自己的名片，飞速赶到王孟英家相邀。王孟英接到邀请立即赶到沈家，看到病人神志昏迷，便先了解病史，诊脉时发现沈夫人诊毕左手便立即缩手回去，随而自觉伸出右手。这一动作的出现，王孟英便知病人并不是真的神昏，于是挖开牙关，看到舌苔白滑，询问大便情况，家人告知多日未解。综合这些症状，王孟英初步作出了判断，认为病属于风温不错，但并未逆传心包，而是顺传胃腑，眼前的症状家人不用担心。

因病家是书香门第，通儒达医，王孟英便对病因病机作了详细分析。之所以病人会出现如此骇人之证，是因为素有痰饮，盘踞胃中，外邪侵入得以凭藉，苔色不黄燥，也是这个原因，因此不能凭此现象便误认为寒证。温为热邪，所以脉象才会弦滑而数，只要痰饮一降，舌苔就会转黄。现在的病证如云遮雾隐，要具备温太真燃犀之照，才不会被病证的假象所迷惑。"燃犀之照"即成语"燃犀温峤"，比喻能敏锐地洞察事物。王孟英接着分析，古书记载，温病一证，只言逆传，不说顺传，因此后世医家大多以为伤寒在足经，温热在手经，不知道经络是贯穿全身，不能有界限之分。前辈喻嘉言就说过，伤寒也可以传手经，只不过是足经先感染，如此举一反三，温热同样可以传足经，只不过先传手经而已。既然有所谓的逆传之说，当然就应该有顺传，就如肺传至心包，病机渐进称为内陷，应称之为逆传，而肺传至胃府，病机欲出而下行，故称之为顺传。现在夫人的病虽是顺传，但无出路，而胃病出现的九窍不和与逆传心包出现的神昏谵语，即使用犀角地黄汤则完全大相径庭。前辈医家郭云台说过"胃实不和，投滚痰而非峻"，才是治疗此病的真谛。

因为介绍王孟英的是名医顾听泉，出面邀请的又是自己的族兄王瘦石，是沈家两位公子的老师，因此王孟英对沈夫人的病机分析非常详尽和透彻，把道理说深说透，然后开出处方，以小陷胸汤合蠲饮六神汤，加枳实、厚朴，用莱菔煮水煎药，再和入竹沥一杯，送服礞石滚痰丸四钱，用药可谓峻猛。沈裕昆看了药方，面有难色，觉得王孟英用药过猛，不敢给夫人服用。王孟英却语气坚定地说："既患骇人之病，必服骇人之药，药不瞑眩，厥疾勿瘳。""药不瞑眩，厥疾勿瘳"是一句成语，语出《尚书》，意即服药后若没有出现不舒服的现象，则疾病难以治愈。王孟英又对沈裕昆说："你若还有疑惑，可问问顾听泉、王瘦石两位先生。"其实，王孟英在细说上述一大堆理论时，两位先生也在旁边仔细听，因此王孟英这样一说，顾、王两位先生自然是频频点头，表示赞同。为了消除沈裕昆的疑惑，便取了一个折衷的办法，如果觉得药用太重，也可以分次陆续使用。

沈裕昆看到几位名医的观点基本一样，觉得有道理，不妨一试。第二天，王孟英与顾听泉一起再到病家会诊，脉诊并没有明显好转，得知昨天的药是分次服用，王孟英便说，这是势微力缓的原因，今天上方再用，但不要分次，一定要急进，病情才会好转。顾听泉也觉得有道理，沈裕昆看到昨天的药用了以后，病情并未转化而是稳定，也就放心不少，这次按王孟英要求，如法服下，至黎明果然解下大量胶韧痰秽，之后各种症状也随之减缓，能说话、吃稀粥，舌苔转黄。后面几天，王孟英改为轻清之剂善后，渐以向安，再用了一段时间育阴柔肝之剂而痊愈。

四十二、煮汤代茶　益人神志

王孟英灵活的治病方法，疗效往往出乎意料，以药煮汤代茶也是王孟英治病活泼如龙的风格之一。

一位朱姓妇女，平时很怕服药，即使极为清淡之剂，服之也即吐。近来患病，早寒夜热，晨起出汗咽干，伴有咳嗽胁痛，已持续一个多月，因畏药而没有治疗，渐至饮食不振，月经量少，肌削神疲。家人有些担心，便邀请王孟英治疗。

王孟英诊脉后，左手弦而数，右部涩且弱。左脉主心、肝、肾，右脉主肺、脾、肾，左脉弦数，是心火肝郁，右脉涩弱，是肺热脾虚。根据脉象，王孟英诊断此病起因，为平时多抑郁不舒，思虑过度，所谓病起于心脾。由于平素畏药，药石不能入口，这可是一大难题。经过再三思考，王孟英想出了一个两全的办法，只开了四味药：甘草、小麦、红枣、藕，令病人煮汤后代茶频频饮服。

病人按照王孟英的方法，四味药煎汤入口，味道甘甜不苦，香气四溢，于是日夜频饮不断。十余天后复诊，脉诊大为好转，家人请王孟英再为处方。王孟英看过后说，不必改方，这本是张仲景治脏燥的妙剂，可继续服用。

"脏燥"一证，始见于张仲景《金匮要略·妇人杂病篇》："妇人脏燥，喜悲伤欲哭，象如神灵所作，数欠伸，甘麦大枣汤主之。"这是治疗心脾两伤，情志抑郁的一张名方。原方是甘草、小麦、大枣三味药，王孟英加入莲藕一味，改汤剂为茶饮，有创意地解决了患者不能服药的问题。王孟英还为此作了方解，把大枣换成红枣，取其色赤补心，又气香悦胃，加入莲藕是为了舒郁怡情，再配合甘草、小麦，起到益气养血，润燥缓急的功效。"莲藕"是王孟英颇为推崇的果食，在《随息居饮食谱》中有详细介绍："藕，甘平，以肥白纯甘者良。生食宜鲜嫩，煮食宜壮老，用砂锅桑柴缓火煨极烂，入炼白蜜收干食之，最补心脾。若阴虚火旺，内热血少及诸失血证，但日熬浓藕汤饮之，久久自愈，不服他药可也。"

这一张茶饮方，看似平淡无奇，但无丝毫损伤胃气之性味，因此，王孟英嘱其长期饮用，能益人神志。朱姓妇人按照王孟英的医嘱，连续服用了两个多月，就完全康复了。

四十三、酷热中暑　施救有方

道光二十四年（1844），杭州酷暑异常，温病流行，许多人因中暑而死亡，有些人甚至死在了路上，根本来不及救治。发病时有腹痛或不痛，严重的会口鼻流血。当时治疗中暑的方法大多以治痧药为首选，而治痧药都是香燥之品，一般用于阴寒湿毒之邪尚属有效，但用于酷暑温病，则香燥反而助长热邪，导致死亡率极高。

王孟英经过观察,认为这不是痧证,而是中暑病,古代人称为"中暍",并非仅发生于室外之人,在室内不出门户者,也会发生中暑。易患此病的人,以老人、产妇或平时阴分素亏,内热较甚者居多,室内通风不好,饮食失宜的家庭也容易发生。一旦发病,如不及时救治,或医生判断不准,误治而致死者不在少数。王孟英的亲属中就发生过一例惨痛教训。这一年夏天因酷暑高温,王孟英还因此特别关照家人,居家少出门,谨慎饮食以清淡为主,但悲剧还是发生了。六月初二这天午后,王孟英的弟弟王季杰妻子新产不久,在家里突然发病,开始仅是腹部微痛,因为平时贪凉,以为是受寒所致,并未引起重视,私下叫女仆拿来一杯烧酒喝下,岂知酒一下肚,随即出现头晕目眩,狂躁不安。王孟英的母亲知道后,觉得不对劲,而此时王孟英又应邀出诊去了。母亲马上叫家人分四路人马找回王孟英,待王孟英回家已是日午偏斜时刻,弟媳已经口鼻流血而死。王孟英一了解前后经过,便知道是暑温病,因为这一段时间类似病人已发生多起,尤其是新产妇,死亡率更高。

　　王孟英为学生和家人分析了病人死亡极快的原因,因产后失血过多,阴血损伤,暑热容易入侵,加上旧时有坐月子的风俗习惯,有些家庭为了防止产妇受寒,关窗闭门,室内密不通风,再用床帏围着,富贵人家有多人侍候,室内气温极高。又习惯于用酒糖调服滋补气血之剂,再加常服生化汤活血祛瘀。医家和病家都习惯于此,不察天时变化之不同,人之禀赋有差异,死搬古方旧法。明明暑温属于热病,但病家往往轻信产后宜温的习俗,千百年以来,代代传承,很少会有人去改变这种习俗,这是导致新产妇死亡率之高的主要原因。

　　而王孟英在遇到此类病例时,救治成功率却很高,他很自傲地对学生说:"经余治者,无一不活。"那么,王孟英究竟用的是什么方法呢?他对学生毫不保留,告诉他们类似这些产后瘀血不下,又有腹痛中暑的病人,最有效的方子是"六一散",既能行瘀血,又能清暑热,如遇重证,石膏、犀角照样可以重用，不必拘泥于产后宜温之说，要大胆突破，而且古人也并没有明确禁用这些药物的规定。这就是王孟英的胆识与魄力，在他看来，对证就是良药，他甚至把"六一散"推崇为酷暑时节的"产后第一方"。

"六一散"是一张古方，最早出自《内经·素问·宣明论方》，仅滑石、甘草两味药。王孟英在用六一散时很讲究随证加减，他在《温热经纬》一书中专门有介绍，如暑湿内侵，风寒外袭者，加豆豉、葱白；如用于催生下乳，可用温水擂胡麻浆调服，并可下死胎，解斑蝥毒。在不同用法中，有加辰砂，加黄丹，加青黛，加薄荷等，并特别注明，如小便清长者切勿使用。

王孟英曾治疗一例因酷暑而过食冷饮，导致暑热内伏又被误治成为闭证的重证，用的就是六一散一两，以淡盐汤搅拌后调服紫雪丹救治成功的。王孟英在撰写《温热经纬》一书时，还对暑温做过重点论述，并提出了"暑病无阴论"这一著名理论。

四十四、温病泄泻　求之不得

在王孟英那个时代，对于温热病的治疗，用药寒温之争非常尖锐。面对病人，救治过程中稍有不慎，便可使患者性命不保。

一次孙某感受温病，先经医生投以温散之剂，导致高热无汗，拖延至十余天后，因病情严重才邀请王孟英诊治。王孟英看到病人时已是神昏囊缩，面赤舌绛，目不识人，口不出语，胸膈布满微斑，大便溏泄，小便不通，已经三天。前医已束手无策，但还建议用大剂温补，希望有所转机。王孟英急忙阻止，并分析病机，病人阴分素亏，已用温散耗其津液，津劫则邪热愈发炽盛，导致营卫运行不畅，泄泻并非漏底之象。"漏底",虽是温热病阴证自利的特征,但在这一患者身上,则是热邪外泄的好现象。所以在温热病重证救治上,一证辨别之差,则治疗失误致生死立判。所以王孟英阻止用温补救脱,并说明原因,如用温燥之剂则反使阴液加速涸竭。

王孟英还以当年自己的父亲患温病被一位年轻医生救治成功的故事来说服前医和病家。二十五年前,王孟英才十二岁,父亲患温病,也是大便自利。那时杭州的医生治温病下利大多宗陶节庵,以伤寒法治疗。陶节庵即陶华,明代医家,浙江余杭人,著有多种伤寒方面的著作。当时对于温热病的治疗还没有形成完整的方案,见到下利就用柴胡、葛根升提,升提无效,便称"漏底",以大剂温补救治。王孟英的父亲就是在这样的折腾之下,被认为已不可救治。幸好他父亲有一位老朋友翁老先生,介绍了年轻的浦上林医生前来一试。浦医生年轻有为,一看便诊断为温证,被药误所致,因误作伤寒治疗多服了温热药出现变证,好在病人有自利症状,热势尚可宣泄,否则早就死了。此话一出,众人为之惊讶,家人抱着一试之心,不顾旁人非议,请浦医生放手救治。浦医生开出一张处方:犀角、石膏、银花、花粉、鲜生地、麦冬等药,嘱煎三大碗,置于病榻前,频频灌服,在药未煎成之前,先用甘蔗汁灌服。当时家中亲戚长老看到这样的疗法,都为之紧捏了一把汗,相互环顾,犹豫不定。幸亏他父亲的老丈人是翁先生的朋友,相信他请来的医生,年轻但有主见也有魄力,坚定支持用此方案治疗。治疗一周以后,父亲的生命终于被救了回来。整个救治过程,在十二岁的王孟英心中留下了很深的烙印,浦医生的医学观念也深深影响了王孟英,在以后对温热病治疗的反思和发展过程中,王孟英多次说过浦医生给了他很大启发。他后来写《温热经纬》时,还念念不忘此事,对浦上林先生依然深深怀念和敬佩,写下过这样一句话:"然雄之究心于温热,实浦先生有以启之也。"

而今,眼前的病人,正符合当初浦上林医生的话:"泄泻为热邪之出路,求之不得者,胡可止也?"于是,很有信心地开出处方:西洋参、生地、麦冬、丹皮、连翘、生芍药、石菖蒲、盐水炒黄连、甘草梢、百合、茯苓、贝母、银花、紫菀，一剂以后即周身微汗而斑退，三剂以后始得小便一杯，并能认识身边的人，四剂后大汗一场，身热、面赤退尽，茎缩复常，又解小溲二杯。于是在第五天的方中减去连翘、石菖蒲、丹皮、黄连，加入知母、葳蕤（玉竹）、竹叶，服用后，舌苔始有湿润，神志清楚，知渴饮水，病情朝着越来越好的方向发展。王孟英抓住时机补充病人津液，用甘蔗、梨榨汁频服，病人大饮大汗连续三昼夜才停下来。而后，粥渐进，泻渐止，溲渐长，在前方中再减去贝母、银花、紫菀，加入石斛、龙眼肉调理一段时间后完全康复。

四十五、暑邪内伏　清气为先

康康候的女婿赵子善，因心情抑郁，畏寒发热，经汤姓医生以血虚发热治疗，用当归、川芎、丹参之类，用了多剂无效，岳父将其接入康府，请王孟英诊治。

王孟英先脉诊，脉涩而兼沉弦带数。涩为气郁，沉则有邪内伏，弦因郁而化热，数是阴虚热盛，王孟英心中已有大概。再看舌无苔，问口不渴，便溺如常，纳食稍有减少，惟左胁下及少腹，自觉梗塞不舒，按之亦无行迹，但时时需要按摩才稍感舒服。综合判断，王孟英诊断为阴虚挟郁，暑邪内伏，并为康康候分析了病机，为郁而气机不宣，伏邪无从走泄，由于过早用了治血分之药，反而引邪深入，血为邪踞，更使流行不畅，因此才会出现胁腹不舒症状。王孟英认为此时尽管病邪已在血分，而治法仍宜清气为先，气得宣布，热象毕露，瘀滞得行，此病才可得愈。

赵子善因亲眼看到去年王孟英为岳父康康候治病的神奇疗效，故对王孟英的医术深信不疑，听了以上分析，更为钦佩。于是请王孟英开方。

连续用清气之剂后,症状有所好转,但发热依然不退,而且反有壮热出现,甚至出现谵语不眠,口干咳痰等证。王孟英看到这些变化,嘱病家不必担心,认为是疾病正常演变,现在是脉已转弦滑,瘀血伏邪,皆有欲出之机,这时才是用凉血清瘀之剂的最佳时机。因症状有些吓人,康家人又是官宦之家,王孟英担心人多语杂,会有人对治疗方案提出质疑而影响治疗。因此,王孟英提议邀请顾听泉会诊。

顾听泉看过病人,听了王孟英的分析,当然认可王孟英的治疗方案,两人商量了一个方子,以犀角地黄汤加味。但赵家几位懂医的亲戚陈眉生、许小琴、许子勉等人则怀疑用药太过寒凉,认为纵然是热证不错,但过寒则有冰伏之虞。意思是说治疗热病,过用寒凉,会造成寒邪凝结体内,反而不易清除。尽管顾听泉再三解释,他们总是不能接受,正陷于僵局之际,患者忽然大流鼻血。王孟英见此,大笑说,你们不用再有疑惑,根据先贤理论,"鼻衄者,热乘于气,而入血也",这是热邪在血的真实证据,你们的怀疑尽可冰释了。病人的舅父陈谷人是一位盐政官,德高望重,看到这样的情况,出来说话了。他说,对症状有疑问是好事,治病用药本是难事,现在既然王孟英说了,鼻衄是病情真相的暴露,那就不必再有什么疑惑了,以免延误了治疗。于是病家赶紧煎药服用。第二天,鼻衄又至,苔色转黑。王孟英了解到患者已三天没有大便,使瘀热无法下行,于是在前方中加入滑石、桃仁、木通、海蜇、竹沥、石斛、银花、知母、花粉,又服了两剂,下出黑如胶漆样大便,三日间共下了七十余次而止。然后王孟英再次修改处方,去除木通、桃仁,加入西洋参、麦冬以养阴生液。

经过这样的反复,病人恢复过程中疲惫至极,连续沉睡了三昼夜。病家亲戚再次为之担忧,而王孟英则坦然说,没有关系,任他昏睡,使其阴气自然恢复,休息是最好的修复机会。病人醒来后还有微热谵语,再用前法治疗,过了十天,又解了一次黑燥大便,然后诸证全退,唯口尚渴,再用大剂甘凉之剂濡润。又过了十余天,大便颜色正常,再以滋阴填补法善后调理，最后康复如初。

赵子善康复后，对王孟英救命之恩感激不尽，说此证如不遇王孟英，则必成虚损，也无人知道是伏暑证，虽死也不会明白温药之误。

四十六、病机隐伏　测识非易

高若舟的庶母，年过花甲，平时体丰，还有慢性泄泻，一向由一位张姓医生治疗，常用参、术之类而获效。道光二十四年（1844）秋天，患白痢。"白痢"是痢疾的一种，以便下白色黏冻或脓液为主要症状。这次张医生诊断为寒湿滞中，用理中汤加减治疗，但没有效果，因此怀疑老年火衰，运化失权，在前药中再加入附子，服后，白痢确实有所减轻，但是出现腹胀且疼，不食不溺，呃逆身热，病势有转危的可能，于是请王孟英诊治。

王孟英先诊脉，脉象沉而滑数，只是病起暑热，当为暑热未清，过早用了温补药所致，因此以清暑热为先，处方以黄芩、黄连、杏仁、厚朴、六曲、芍药、滑石、川楝子、银花、海蜇、鸡内金，一剂下去，溺行痛减，但白痢仍下。患者女儿有些担心，提出质疑，说母亲此前已服过理中汤，白痢有所好转，现在服了清凉之剂，白痢反而又作，因为母亲身体久寒，是否与用凉药有关？

王孟英告诉她：你的话也有道理，如其他医生听了，也许会改用温补，但你母亲的病，病机隐伏于内，测识非易，前此用药后白痢稍止，并非外邪已净而止，而是邪得补而不行之止，邪气暂时被止，气机通畅受阻，所以后来出现腹痛腹胀的症状，如再用温补强止其痢，则很容易演变成疟痢。"疟痢"也是痢疾的一种，以寒热往来，痢下赤白相间，腹中切痛为主的一类痢疾。王孟英看到这位女儿知书达理，也略通医，就进一步对她进行详细分析："比如大家都知道，女子新产后不能妄用收涩恶露的疗法，这跟恶露宜通但不可妄通是一样的道理，治疟疾、痢疾这样的疾病，当止但不可以强止，如外邪未去而强止其痢，所致危害比不止更大。现在你母亲的病，正因为外邪尚未清涤，如再用温补之药壅塞气机流行之道，而致邪不能出，会再次出现气逆上冲，呕恶不食的情况，这正是治疗痢疾所忌。因此，我还是要继续用通降凉润之剂，搜除余邪，扫涤秽浊，你不必担心，尽可放心服用。"

经王孟英耐心说服，女儿稍有接受，王孟英又用轻松的语言调侃说："我还只怕外邪去其不速，怎么会以白痢复作而担忧呢？难道你还想将此秽浊污垢留于腹中，当成高脂宝贝不愿化去？"王孟英的整个解释过程，既详细又通俗易懂，于是女儿频频点头，表示同意。好在高若舟对王孟英非常信任，王孟英与妹妹的对话他也全程在听，当然不会有异议。经过王孟英的放手治疗，几天以后高母便痊愈了。

这一年秋天，痢疾频发，王孟英治疗类似病人颇多。因同样的病，临床表现证候不一，治疗当然也方法各异。如患者徐有堂的夫人，同样先被误诊为寒湿痢，用了温补之药，导致变证，但这个病人属于暑热胶锢，阴气受烁，王孟英用养阴清热法治疗而愈。与上一例不同的是，高母以暑气未清，用的是清凉通解之法，而徐夫人则是暑热伤阴，用的是养阴清暑之法。事后，王孟英对暑热之邪误用温补之药导致的下痢会出现不同的变证作了总结。他说："暑湿之邪，本无形质，其为滞下者，必挟身中有形之垢浊。故治之之道，最忌补涩壅滞之品。设误用之，则邪得补而愈炽，浊被壅而愈塞，耗其真液之灌溉，阻其正气之流行。"据此，不同症状之治疗也就有了气滞则以通气为主，阴亏则以养阴为主。所谓同病异治，异病同治，灵活善变，是王孟英的临床特色。

四十七、燃犀之照　激浊扬清

患者萧某平素患有痰咳病，常服六君子汤治疗，这次先因痰嗽发作，邀请王孟英诊治。王孟英按脉后认为脉象细数而兼弦滑，属于阴虚火旺型的喘咳病，不宜服用温补药，便明确告诉他六君子汤不宜再服，根据其体质今后也要彻底摒绝，病由阴虚火盛，津液受灼而成痰，须用壮水之剂，方可杜绝于将来。"壮水之剂"即《内经》中"壮水之主以制阳光"，是以滋阴壮水，抑制阳亢火盛的一种治法。

萧某因长期吸食鸦片，自认为身体虚寒，而今王孟英建议用滋阴药治疗，心中颇有疑惑，因此用了几剂稍有好转后便不敢再用。过了几天，因咽喉疼痛，又请了喉科医生治疗，没有效果，于是再请来王孟英。

王孟英一看咽喉部红肿溃疡，便说："一开始如听从我的建议，就不至于会如此演变，这是因为你的身体阴亏于下，阳浮于上，喉科外用药也不必再用。"于是，给他开了一张大剂育阴潜阳的药方。服用后，萧某果然喉痛好转，但喉腭部位出现白腐。王孟英看后说："这是吸烟日久，烟毒之气长期熏蒸所致，可用锡类散吹入外用便能褪尽。"

没过几天，萧某又得了痢疾。痢疾对于王孟英来说，本不难治，但萧某情况特殊，王孟英看过后说："今秋痢疾盛行，但此病却与他人不同，不能以治痢疾之剂治疗，因本有痰饮病，又是阴虚火盛，火迫津液之体，加上烟毒在内，喉患刚愈不久，在此前的治疗过程中，我以燃犀之照，而投激浊扬清之治，病虽治愈，但内蕴之痰浊尚多，又向来多用温补之药，痰浊禁锢于肠胃，出而不得。"王孟英分析病因病机时，把萧某的身体状况从本质到现状，从以前的治疗过程到目前施治的难点，讲得很透彻。萧某听了以后，觉得很有道理，也知道自己这病的难治之处，在这样的情况下，除了信任别无选择，因此跟王孟英说："怎样治疗就听你的。"

于是，王孟英很有底气地说："还是以原法，大剂用壮水之剂，只有用大量滋阴潜阳，犹如决江河而涤陈莝，绝对不能用治疗时行痢疾的思路来应对。不要以为用药与痢疾不相干而有疑惑，只有这样，才可尽快铲除病因。"在经得萧某同意后，王孟英按自己思路治疗，坚守不变。尽管在用药过程中，萧某依然日下十余次，但食不减量，精神反而好转。连续服用了近一个月，大便开始正常，继续用甘凉滋润之剂调养根本，经过大半年的治疗，萧某肌肉复充，原来的痰饮病也完全康复。

这次治疗的成功，王孟英将诊断过程称之为"燃犀之照"，治疗过程称为"激浊扬清"。"燃犀之照"即成语犀燃烛照，指任何细小的蛛丝马迹，都无所遁形，这里指透过疾病的现象看到其发生的本质；"激浊扬清"本意是冲去污水，让清水上来，这里是指王孟英将所用的治疗手段比喻为消除痰饮烟毒，使清阳之气得以敷布。而用大剂治疗所起到的作用，王孟英比喻为"不啻决江河而涤陈莝"，这是很有气魄的一句话，用药下去，不亚于江河决堤，一切陈垢杂草被荡涤一空。"陈莝"语出《内经·素问》"去宛陈莝"，原指去除陈腐的杂草，这里指去除郁结已久的体内废物。整个治疗过程从治法上看并没有见痢治痢，王孟英完全不把他当常规痢疾来治，并说"岂可与时行暑热之痢同年而语"。只有对疾病本质的精准把握，才能对治疗效果充满信心。王孟英临证治病的厉害之处可见一斑。

四十八、有愈之心　　无愈之道

黄莲泉家中的老仆人，也就是两年前患霍乱被王孟英救活的那位戚姓老妇，也患上了痢疾。开始就近请了一位朱姓老医生看过，朱医生见其年老体虚，不治其痢而先治其虚，导致少腹结块，攻痛异常，口中大渴，小便不通，不饥不食，一昼夜下痢百余次，而且五色并见，呼号欲绝。主人黄莲泉知道病已极重，不能再拖，急请王孟英诊治。

王孟英依然从脉诊入手，按脉沉滑而数，再结合症状，心中便有疑惑，讷讷自语，即使暑热深受，也不至于演变为如此重证？因而怀疑一定是用过温补而酿成药误。于是看了以前所治处方，果然不出所料，用的是人参、白术、炮姜、黄肉、附子、桂枝、罂粟壳、破故纸（补骨脂）、川椒、乌梅等药，全是与此病相悖的一派温热之剂。

遇到这样的情况，王孟英一定要把病因病机分析清楚，更何况黄莲泉也是一位文人。王孟英先从痢疾这个病说起，痢疾古称滞下，意思就是欲下而涩滞不通的意思，顾名思义便可知道，治疗这样的病怎么可以用守补之品，更滞其气？燥烈之药，再助其虐？而当下戚妇之证，有少腹聚气如瘕，假如出现在痢疾初起，可以认为是邪浊停滞而起，而今病已七八天，而且时有冲逆，按之不硬，则可知并非是停滞所致，当推测为药物误投使然，温补固涩之剂，反致邪浊蟠踞，滋生蔓延，而徒增治疗难度。

王孟英与黄家的朱姓老医也许很熟，讲话也就很不客气，带有批评语气说："你好像与病家有仇似的，见到病人老了就用补药，见到病人痢疾就用止下，看起来也算是煞费苦心了。虽然你想使病人尽快治愈，可惜只有治愈的想法而不知道如何尽快治愈的方法，可谓有其心而无其道啊。"这样尖锐的语气，在王孟英所有医案中也是很少见到的。

讲了这些，王孟英似乎意犹未尽，再接着批评，甚至毫不留情："你只知道年老元虚，而不知邪盛则实，你自己也年已古稀，悬壶多年，至今还沉迷于薛立斋、张景岳诸书，真是可悲可叹啊。"这一次王孟英把矛头直指两位温补的祖师爷。薛立斋即薛己，字新甫，明朝医学家，曾任太医院院使，以善于温补著称；张景岳，浙江绍兴人，明代杰出医学家，温补学派的代表人物，也是温补派的实际创始者。温补学派作为一大流派，对中医学的贡献本无可非议。但在王孟英那个年代，由于温热病的大肆流行，再固守旧法，显然已不合时宜，因此王孟英等医家对温补派的批评非常激烈。看到眼前的事实，更激发了王孟英的愤怒情绪，还说了句带有讽刺的话："真是造化啊，你们是祖师爷投生胎，要不然时至今日，这些书、这些术怎么依然还会大行其盛。"

黄莲泉、朱老医生听了王孟英这一番话，羞愧得无地自容。戚妇尽管似懂非懂，但有过王孟英救治自己重病的经历，对王孟英的医术深信不疑，说道："我两年前的重病，全赖王医生再生，今已被药误至此，恐仙丹难于救治了。"王孟英安慰说："幸好你一直没有呕吐，还是有希望救治的，不必灰心。"于是开出处方：肉苁蓉、川楝子、芍药、黄芩、黄连、橘皮、石斛、山楂、神曲、元胡、绿梅花、鳖甲、鸡金、鼠屎、海蜇，加减出入，几天后病情好转，再加驻车丸吞服，调理一月后康复。驻车丸是一种丸剂，药仅四味，黄连、炮姜、当归、阿胶，常用于滋阴止痢，主要用于久痢伤阴者，但湿热积滞，痢疾初起者禁用。王孟英用于戚妇善后调理。

治愈戚妇后，王孟英告诫学生，痢疾初起绝对禁止用温补之剂，一旦邪浊因补而固结不解，成为不治之症则极为常见。

四十九、不惑之智　肃清肺胃

"不惑之智"即"知者不惑"，语出《论语·子罕》："知者不惑，仁者不忧，勇者不惧。"意为有智慧的人不会迷惑，有仁德的人不会忧愁，勇敢的人不会畏惧。且看王孟英如何以"知者不惑"治疗疑难杂症。

患者沈春旸的母亲，偶患咽喉微痛，服轻清之药一剂，稍觉好转，便起居劳作如常，至第五天，晚上还做针线至半夜，第六天忽然坐立不安，睡下后随即昏沉不醒。家人先请王瘦石看过后以冬温论治，用犀角地黄汤冲化万氏牛黄丸后灌服，又请徐小坡诊治，用的也是王瘦石之方，但比较谨慎，因担心用后可能效果不好，建议再邀请王孟英会诊。

王孟英诊过脉象，两脉都很细软，又看了王瘦石、徐小坡的诊治，也认为是正确的。病确是冬温，而且邪尚在外表，应属轻浅，只是病人平日操劳过度，积劳久虚之体，温邪入侵后引发肝阳内动，烁液成痰，逆而上升导致厥证，看上去似乎像温邪内陷的危候，其实并不严重，两位医生所用犀角地黄汤息内风，牛黄丸化痰热，也非常对路，可继续使用。因此不再改方，病人也就放心服用。

第二天复诊，病人神气已清，但舌苔转黑色，王孟英改用肃肺蠲痰、息风充液之剂，一剂后热退苔色松浮，病情继续向好。第三天王孟英看过后说，舌苔将会蜕尽，仍与前方不改。下一天，舌苔果然已经褪尽，只是呕恶不断，大便未行，于是改用甘润生津之药再加入竹茹、竹沥、柿蒂、海蜇。三剂以后，呕恶止，大便通，但舌上又布满白腐之苔，而且齿龈唇颊满口遍生，揩拭不去，看到的人都觉得很奇怪，有些担心。王孟英认为这是湿热熏蒸于肺胃所致，故用肃清肺胃之剂，再加入竹茹、竹沥、橄榄、银花、建兰叶。几剂以后，白腐苔逐渐褪去，舌色开始露出，只是饮食时胸次有梗阻不舒的感觉，晚上难于入睡。王孟英认为是胃汁不充，痰热未净，再以上方续用。

但病家有些疑惑，因病程已将十天，恐有变化，便私下找王瘦石商量。王瘦石对王孟英的诊断和医术极为信任，对病家说："不论其他，就满口白腐这一症状，酷似儿科鹅口疮，临床上很少见到，如医生没有足够的见识，一定会手忙脚乱而不知所措，只有像王孟英这样具有不惑之智的医生，才会有如此胸有成竹的治疗方案，如今医生没有退却，反而病家中途生疑，似乎没有道理啊。"听了这一番话，病家有些羞愧，也有了坚持治疗的信心。于是遵守王孟英的治法，继续服用。过了一天后，病人吐痰渐少，纳谷已适，但又新增两胁辣痛。王孟英诊脉后，发现左关弦数，这是肝郁火旺的脉证，便问这两天是否会无故发怒？一问果然如此，患者因病情反复而心情郁闷。于是在前方中再加入栀子、川楝子、旱莲草、女贞子、生白芍、绿梅花，数剂后各恙皆安。

但几天后病人又出现皮肤成片脱落，右腿肿痛不能屈伸，病人自己怀疑得了风湿痹痛，想用艾灸疗法。王孟英赶紧阻止，因为病人本身阴亏体质，如误用灸法，则变证随时而起，甚则可致废疾。不仅劝阻，王孟英还热心对患者说："我有一方，专治此疾，今赠送于你，但不许要求速效，要连续服用一段时间才有见效。"于是，王孟英开了一张方子：西洋参、熟地黄、肉苁蓉、桑葚、石斛、木瓜、当归、芍药、麦冬、天冬、枸杞、菊花、川楝子、牛膝，再加入无核白蒲桃干，连续服用一个多月后，病人果然痊愈。

这是一例因患者身体素虚，患温病后尽管治疗步步就班，但变证不断，最后终获治愈的病例。治疗过程中一波未平一波又起，病家几经疑惑，好在中途没有更换医生，一直坚守王孟英的治疗方案。王瘦石对病家的说服，认为王孟英具有不惑之智，值得信任。而王孟英的所谓不惑之智就在于坚守治疗方案，不因症状的变化而随意变更，始终以清肃肺胃为主。更重要的还在于医患之间的信任和配合，这些都是治疗成功的关键因素。

五十、病已将愈　何危之有

道光二十五年（1845），又是一个温热病流行之年，从春至秋发病几乎没有间断。在《仁术志》卷二中，学生盛少云记载了经先生救治成功的不少病人，乃至于周光远在评论中这样说："孟英治温热痰饮，独有心得，遇此等证，如摧枯拉朽，合观诸案，可以得治温病之法。"

每一次成功治愈疑难重证，都离不开病人的信任和医家的坚守，可看王孟英治疗濮树堂一案,就经历了这样的过程。这年春天,濮树堂的妻子先发病,经王孟英治愈后不久,濮树堂继而也开始发病,而且病起就很凶险,出现四肢厥逆、恶寒、发热、头痛,脉象伏以左甚,伴有口渴。尽管看起来病很重,但王孟英仅用葱豉汤发汗解表,两剂后热虽退而脉仍伏,四肢冷过肘膝,大便频行,外表上看起来很像虚寒证。王孟英却说,此证要透过表象看本质,病人口渴喜饮溲赤是其根本,不可以被假象迷惑认为是厥阴证,而以虚寒论治。

王孟英坚持用清凉之剂治疗,但一剂后身热再次复发,而且肢冷如故。好在病人对王孟英很信任,继续坚持请他治疗。到了第七天,病人泻出红水样大便,小便时尿道刺痛,呕恶烦躁,彻夜不眠,家人有些担心,而王孟英则说,这是邪热下行,病有转机的好现象。改用白头翁汤加银花、通草、黄芩、芍药、竹茹、滑石、知母、石斛、栀子、川楝子、羚羊角,连用三天,大便红水始止,四肢温和,但有时会出现昏瞀谵语。王孟英又用犀角地黄汤一剂,四肢始热但脉显滑数,苔转黄灰,大渴遗溺,病人自述如卧烘箱上。王孟英又于上方中加入元参、银花、竹叶、生石膏、知母、贝母、栀子、石斛,再服一剂,病人热退而头面汗多,懒言倦寐,小溲欲解不通。当时病人家中的亲戚朋友,都以为病已危险,恐不能治,另请了几位医生看过后也说已难挽救。于是举家惶恐不安,不知所措,用疑惑的眼光看着王孟英。

王孟英则看法全然不同,认为眼下的症状是阳越于上,阴虚于下,安慰病家说:"病已将愈,何危之有?好在此病自始至终都经我一人经手治疗,我很清楚此病本身的演变规律,没有误治使病重转危,现在的症状是病人生机转化的现象,只不过邪去真阴未复而已,我会继续坚持如法治疗,到时自然会水到渠成,诸位不必担忧。"

王孟英的一番话,使烦躁不安的家人暂时安静了下来,但旁人私下的议论却始终不断,有些人疑惑,有些人认为王孟英狂妄自大,也有些人等着看王孟英的好戏。而熟悉王孟英的人则请病家相信王孟英,再说王孟英不久前刚治好过濮夫人，对治疗温病是最有经验的。于是病家同意请王孟英继续治疗。

王孟英依然气定神闲，不慌不乱，开了一张处方：西洋参、生地、肉苁蓉、麦冬、川楝子、芍药、知母、石斛。一剂以后，小便通畅，稍有食欲，要求吃粥；再服一剂后，黑苔退尽；三剂以后，神清音朗，舌润津回，唯有韧痰难以吐出，左侧偏头微痛。王孟英再在原方中加入女贞子、旱莲草、桑叶、菊花、贝母、牡蛎，连用五剂，各证始安，眠食渐适而痊愈。

这是一例春温重证，一开始就出现厥逆脉伏，其热深入，比较难以判断。学生盛少云见证了先生治疗此病的全过程，因此很有发言权，他说，假如没有先生的"卓识定力，不惑于证，亦必动摇于众议矣"。可见，如果没有王孟英丰富的学识和临床经验，在众多非议之时不能坚守自己的判断而动摇信心，就不会有这么好的治疗结果。

五十一、药之对证　三剂而知

再看两例王孟英治疗温病的案例。患者顾竹如的女儿，外感温邪已十余天，出现耳聋不语，昏不识人，已经多位医生治疗，先后用过犀角地黄汤、牛黄清心丸、复脉汤等都没有见效，医生已告不治，家人开始准备后事。病家亲戚中有一位知道王孟英医术的，建议再请王孟英看看。

王孟英先按脉象，脉至滑数，舌不能伸出，苔色黄腻，遗溺便秘，已四昼夜没有入眠，胸腹部按之不柔软。这是热极盛而神志外越的征象，王孟英认为病虽重而尚未极危，治疗得法，应该还有救治的可能，急用白虎汤去粳米、甘草，加石菖蒲、元参、犀角、鳖甲、花粉、杏仁、竹叶、竹黄、竹沥，一剂下去，病人出现谵语且滔滔不断，其父母怀疑是药不对症，而王孟英说从不语到欲语，是出现转机的好征兆。于是原方再服一剂，病人始觉口渴而喜热饮，这时患者父亲又担心用药太过寒凉，会加速其死，犹豫不想再治疗。王孟英则坚持说，再用一剂，必可见效。果然第三剂下去，病人吐出许多痰涎，各症明显缓解，转机正式出现。病家稍感放心，请王孟英继续治疗。王孟英还是不改方，第四剂原方照用，病人神识转清，明显好转。然后在前方中去掉石菖蒲、石膏、犀角、鳖甲，加入生地、石斛、麦冬、贝母，因温病恢复期，阴液必消耗过度，之所以加养阴生津之药，意在急救其阴。几天后，病人身热退尽，而痰有咸味。于是，王孟英在前方中再去掉杏仁、贝母、竹黄，加入西洋参、牡蛎、龟板、肉苁蓉，以加重滋补肾阴，服后各症全无而康复。

另一个案例也是在这年秋。病人姚小蘅侄女，开始因寒热又逢经期，医生用了正气散两剂后，突然出现壮热、心烦甚至狂躁，目赤谵语，难受至极，甚至有自缢的冲动，病情来势快速而凶猛，于是急请王孟英。

王孟英按脉象洪滑且数，苔色黄腻，舌尖红绛，脘闷，腹胀拒按，怕见光，口渴，气逆痰多。这是温邪热入血室的重证。王孟英急用桃仁承气汤加犀角、石膏、知母、花粉、竹沥、菊花。因是经期，患者亲戚中一位懂医的老者看到处方后说，病虽是热证，但月经还行，用破血之剂又加极寒之药是否太过？王孟英回答道："叟勿过虑，恐一二剂尚不足以济事。"不仅告诉他不用担心，而且还需用重剂治疗。用药两天后，病人大便得下，神清苔化，目赤亦退。随后改用甘寒清凉之剂以清余热，岂知用药后又出现便秘，苔黄、脉滑、腹胀等证。王孟英再改用小承气汤以泄阳明之热，服后各证随即消除。但过了两天，症状又复如前，再用小承气汤两剂，才恢复如常。如此循环，前后三次，用了六剂小承气汤，才得以完全恢复。

五十二、纵使孕产　不畏寒凉

在王孟英大力推行寒凉药治温热病的年代，传统保守势力却视寒凉为虎狼，尤其对女人经期、妊娠和产后使用寒凉法治疗一概排斥，导致许多孕产妇因此而丧命。在王孟英看来这是非常愚昧的观念，因此诊疗过程中常为此大声疾呼，并通过积极救治加以改变，在晚清医界大有力挽狂澜之势。

陈仰山本是杭州名医，一次其儿媳妊娠九月将娩时，患了疟疾，寒热往来，夜不能眠，口渴自汗，便溏气短，先用育阴清解法无效，再用张仲景小柴胡汤一剂，出现咽疼舌黑，心口绞痛。陈仰山怕影响胎儿，急请王孟英会诊。

王孟英从右脉洪滑得知温邪尚在气分，虽舌黑但苔色正常。诊后他与陈仰山分析病情，病由伏暑而起，先用育阴治法则偏滋腻，后用小柴胡汤，虽说是仲景治正疟之主方，是古人用于治寒热往来的和解之剂，但伤寒与温病有本质的不同，作为温热病之寒热往来，方中人参、半夏、姜、枣都是不可轻用之药，黄芩虽为苦寒药，但也是药不对症，更何况张仲景治本证，犹有口若渴者，因去半夏，加栝楼根的经文可证，古人立法遣方极为严谨，怎么能够不加仔细体会呢？因陈仰山同为医家，王孟英便毫不留情直说。

治疟疾王孟英最拿手，并独创疟疾应分经而治。这例患者因属于阳明疟，应该以白虎汤治疗为主。因此，王孟英开出的处方是竹叶石膏汤，仅服四剂，疟便止，但是便秘、口渴仍在。王孟英再改用甘凉滋润法治疗，三天以后，忽然转为腹鸣泄泻，这时有人怀疑是过用了寒凉药所致，但王孟英并不认同，反而说这就是用寒凉之剂想要的结果。尽管旁人非议很多，但陈仰山始终信任王孟英，请他放手治疗，果然王孟英再用两剂白头翁汤而愈。

秋后，陈仰山儿媳正常分娩，但是产后出现少乳，恶露淡而且量少。陈仰山想根据常规使用生化汤治疗，正好王孟英去看望产妇，赶紧制止，对陈仰山说："产后失血，阴液更伤，不要简单认为是血瘀而妄用攻下之法。"说后开了一张处方：西洋参、生地、茯苓、石斛、女贞子、旱莲草、甘草，嘱其大剂服用，数天后便恢复正常。几天后产妇因心情不好而发怒，又出现了少腹聚气如瘕，腹痛入夜尤甚，家人以为前几天凉药用得太多，导致寒气凝滞。

陈仰山还是请来王孟英，了解病情后，王孟英认为与所用寒凉之剂并无关系，是因怒而情志抑郁，郁而气滞所致，于是又开了一张处方：橘核、橘叶、橘络、川楝子、肉苁蓉、木香、栀子炭、乌药、丝瓜络、海蜇、藕、石斛、两头尖，外用葱头捣烂敷贴。两剂后腹中雷鸣，周身汗出而腹痛遂止。当时病人家属看到大汗淋漓，以为病人虚脱，立即去请王孟英。看到王孟英到来，病人紧张的心情马上舒缓了下来，王孟英看过病人后对病家说："这是气行而病解的好现象，不用紧张。脉形细数，是阴津大伤后的脉象；苔黄口苦而渴，应急需滋润补养，但病人气机尚未完全疏解，滋腻之剂又不能急用，只能以清润之剂缓缓投之以取效。"后来，因病人平素多有抑郁，常犯脘痛，屡次复发，多次病情危急，都由王孟英治疗而愈。

这是一例妊娠、产后常见之证，王孟英不以常规治法，屡用甘寒清凉之剂挽救于病危，与陈仰山的信任有很大关系。如果没有陈仰山的支持，王孟英恐怕连坚持自己治疗方案的机会都没有，可见当时王孟英推行寒凉一派步履之艰难。

五十三、危在须臾　死里求生

一年秋季，顾奏云患了温病，因用温药误治，治至十余天，出现舌卷痉厥，腰以下不能动，病已危在须臾，其亲戚石诵羲恳请王孟英提供死里求生之策。

王孟英赶到后，脉象虚促欲绝，确实病已危险至极。先灌服紫雪丹一钱，再用犀角地黄汤两大剂服下，痉厥虽然止住，但是舌腭部位布满黑色，目赤如鸠，热象炽盛。王孟英仍用前方，三天内共用了一两多犀角，到了第四天，黑苔总算退尽，神识开始清晰，只是呃忒频作。看到这样的情况，大多医生都会以为是虚象毕露，当急需用温补之法。而王孟英则非常清楚，眼前虽营热已解，但气道未肃，危急依然存在，稍有不慎，变证可随时发生，于是坚持以清解为主，用犀角、元参、石花、连翘、银花、竹茹、知母、花粉、贝母、竹叶为方，一剂后，连解大量黑韧大便，呃忒也止，病情开始稳定。王孟英依原方再用三天，又连解黑色胶质样大便四次，舌色转润，能略进米汤，双腿也稍能活动，但臀部因发热久卧，长时间不能活动而生褥疮。再改用甘润育阴之剂，又连续解出黑色大便五次，才得以恢复。然后用滋养之法调养时日，康复如常，并于下一年顺利考中举人。

顾奏云的弟弟顾翰云，也同一时间患病，表现为左侧胯间疼痛，入夜发热，小便黄赤，舌绛口渴，脉象细数。王孟英诊断为阴虚血热，直接用西洋参、生地、麦冬、川楝子、知母、花粉、银花、连翘、甘草、黄柏为方，以滋阴清热凉血，连续服用十余天而愈。

也是这年秋天，王孟英的好友康康候一家在玉环，其公子康尔九也患温病，症状以心悸怔忡，自汗、气短、面赤，小便清长且一天有数十次之多。当地医生以为虚证，以补虚为主，治疗几天后，并未好转，而且有转重的趋势。康康候当即决定送儿子回省城，请王孟英治疗。

王孟英按惯例先按脉，见脉象左寸关数，右弦滑。左侧寸关代表心、肝部位，数是热像，右侧弦滑，则说明痰饮为病，再加上患者有心下似阻感觉，王孟英判断为痰火阻气，心热移肺，用蛤壳、黄连、枳实、川楝子、旋覆花、天花粉、橘红、杏仁、百合、丝瓜络、冬瓜子、海蜇、荸荠、竹茹、竹沥、梨汁等加减出入，经十余天治疗而愈。

儿子愈后不久，康康候在玉环寓所也开始发病，因公务在身，暂时回不了杭州，曾想请王孟英去玉环为其治疗，但王孟英忙于诊务，无暇抽身，最后康康候在玉环因误治而去世。这是王孟英非常遗憾的一件事，回想前年在杭州康康候重病，经自己及顾听泉等朋友一起尽力救治而愈，其艰难曲折的过程还历历在目，没想到这一别竟成永诀。他为朋友在关键时刻有求于己，但因路途阻隔，借口无暇而不能及时过去，以致没能尽到一份应尽责任而深深自责。

以上四个病例，都在这一年秋天同一段时间内发生，而且都是温热病，病情来势汹汹，危在旦夕。在王孟英经手治疗之前，大多已有误用温药的过程，因此易被假象迷惑，稍有不慎便可变证丛生，最后除了康康候以外，都经王孟英审证求因，扒开迷雾，探明本质，采取及时正确的治疗方案而成功获愈。其胆大心细又敢于承担责任的医术医德，令人敬佩；其辨证精确，治病不畏重证也不避险证的精神，值得继承和发扬。

五十四、古案未闻　后贤难追

道光二十五年（1845）秋天，王孟英又成功救治了一例温病变证患者。许子社于夏末患了温病，经治疗反复不愈，一直拖延至秋天，一个月后病情危急，曾为他治病的几位医生基本上都已宣告不治。许子社有个伯母叫鲍玉士,是一个很有主见的女人,她认为侄儿的病不至于死,于是请来王孟英。她跟王孟英说许家只剩下这一个男人了,上面有一位白发苍苍的老祖母,一位寡母和一个新婚的少妻,假如许子社死了,一家就剩下三个寡妇相依为命,看在这份上,请你尽力救救他。

面对哀怜乞求的老人,王孟英心中带有一丝悲哀。先看病人,脉象左部数,右手俨若鱼翔,痰嗽气促,自汗瘛疭,苔色灰厚,渴欲饮水无一息停。按完脉王孟英心中一惊,左部数表示心、肝、肺热盛之极,鱼翔脉为七怪脉之一,主三阴寒极,阳亡于外,是死脉的一种。此病确实棘手,王孟英对鲍老夫人说,按照脉象确是生命垂危,治疗颇难下手,我尽力图救吧,只恐用药太重也太过寒凉,中途如遇到阻力而改变治疗方案或放弃治疗,那我就无能为力了。

听到王孟英已把话说到这份上,许子社的母亲一下长跪不起,恳求王孟英说:"唯君言是听,儿子的命就交给你了,哪怕用砒霜也决不怀疑。"王孟英赶紧扶起老人,安慰道,我当尽力而为。于是开出一张以竹叶石膏汤加减的处方,服至五剂,病人呼吸稍平,咳嗽减轻,汗有收敛,再改用元参、生地、犀角、石膏、知母、花粉、竹叶、银花,又是五剂,瘛疭渐减,舌绛渐退,病情继续向好的方向发展。这天晚上,因许家人多嘈杂,病人没有得到安静休息,过几天许子社又因受到刺激,出现谵语不安,神昏如醉,家里人又紧张起来,赶紧连夜去叫王孟英。

王孟英了解情况后,给病人服用了一钱紫雪丹,让他安静休息,关照千万不能再有噪声打扰。第二天,病人神志清爽,于是前方续用,加重了竹沥一味,连服八剂以后,病人解出黑色如胶漆样大便,黑苔渐退,右脉恢复正常,只是烦渴如前。王孟英叫病家买了些北梨,关照每天服用,以食疗法加强润燥化痰,前方再用六剂,舌色淡如平常,小便刺痛,热邪从下而出,生命危机解除。整个救治过程共十二天,用了大剂寒凉之药,犀角就用了三两多,总算救回一命。而后王孟英根据病情恢复进展,继用清凉以充胃汁,再用滋养填补康复如常。

这次救治许子社成功的过程，可谓惊心动魄。期间看似治疗过程比较顺利，也没有受到明显干扰，但事后鲍玉士老夫人说，其实在治疗过程中，许家一些亲戚或以前治疗过的医生，也有过非议，认为王孟英用药过于寒凉，尤其是在秋冬之交，又是在病情拖延已久，败象毕露的情况之下，竟然不用一丝峻补。特别是在病情稍有好转之时，仍旧不用温补，坚持甘寒，大家都以为王孟英此役必然失手，为他捏了一把汗。好在王孟英有言在先，病家在整个治疗过程中信守承诺，绝不干扰，任由王孟英放手治疗。病人康复后，鲍老夫人说了一句很感慨的话："余归许氏二十余年，目击多人，无不死于温补，此等病曾见之，此等药盖未尝闻也。"

周光远在此案后加了一段按语："孰知如此之证，有如此之治，求之古案，亦未前闻，传诸后贤，亦难追步，盖学识可造，而热肠胆坚，非人力所能及。此孟英所以为不出世之良医也。"

五十五、温补治病　何可废也

王孟英在治病中反对滥用温补，但不是不用温补。温补本为治疗之一法，当用则用，王孟英在需要时不仅会用，而且还是大剂量使用，治疗乔有南一案，便是典型。

乔有南患"牝疟"。"牝疟"是疟疾的一种，因阳虚阴盛，又感阴湿所致，病名源于《金匮要略·疟病脉证并治》："疟多寒者，名曰牝疟。"乔有南患病后已经治疗二十余天，毫无效果。家中有一亲戚徐和圃是医生，怀疑其是伏暑病，因时令已是冬季，认为伏暑晚发，一时也难以确诊，便邀请王孟英诊治。

王孟英按脉象，脉微无神，看病人已经倦卧不动，气息奄奄，便秘半月，溺赤不饥，痰多口甘，稍饮米汤，必揉胸槌背才能咽下，苔色黑腻似蒙了一层松茸。根据望、闻、问、切四诊综合，王孟英认为这并不是伏暑晚发，而是精、气、神三者交虚之证。再查看了以前的治疗处方，还好都是温运之药，没有误用因此尚无大害。于是开出处方：人参、白术、桂子、附子、沉香拌炒熟地、鹿角、石英、肉苁蓉、枸杞子、当归、茯苓、杜仲、枣仁、菟丝子、山茱萸、橘皮、霞天曲、胡桃肉等药，加减使用，连用十余天，病情出现转机，苔色已退，口不作渴，甘痰减少，粥食渐日增加。然后减去桂子、附子、白术，加入石斛，又服了七天，解出大量黑便，从起病至此时已经四十二天没有大便，而后寒热不再发作，纳食如常，小便清澄而痊愈。

这样的温补重剂在王孟英所有医案中很少见到，其中桂子、附子、人参、熟地都是王孟英平时抨击最多的温补药，而这一次全集中在一张处方中，作为了解王孟英的医生徐和圃也不能理解。当初之所以邀请王孟英来诊治此病，是因为考虑可能是伏暑病，而治温热病是王孟英所擅长，没想到王孟英的诊断恰恰相反，诊断为精、气、神三者俱虚的大虚之证，不仅急用温补，而且还是大剂，最后还证明王孟英是正确的，因为确实治好了病。于是他便虚心向王孟英请教："社会上的人都知道你是平时骂温补骂得最凶的医家，怎么一旦放手竟然如此大用温补？"王孟英回答道："温补亦治病之一法，何可废也，第用较少耳。世之医者，眼不识病，仅知此法可以媚富贵之人，动手辄用，杀人无算。岂非将古人活世之方，翻为误世之药，可不痛恨耶！"

王孟英对作为治病之一法的温补法并不排斥，只要治疗需要，该用则用，不但要用，而且是重用。如道光二十五年（1845），治疗张与之母亲一案，也是他灵活变通的典型。张母因久患痰嗽而不能安卧，因以前曾用温补药致病，一朝被蛇咬，十年怕井绳，已经有十余年不服用补药了。但这次王孟英却一反常态，把脉后认为非补不可，并"与大剂熟地，一饮而睡"。张与之深知王孟英用药习惯和理念，于是不解地问道："吾母有十七载不能服熟地矣，君何所见而重用颇投？"王孟英回答道："脉细痰咸，阴虚水泛，非此不为功。从前服之增病者，想必杂以参、术之助气。"他与张与之说："勿执一药以方论。"

五十六、加一木通　心热自出

章养云的夫人，因患外感又突然遇到惊吓，曾请黄、包二位医生诊治，用的都是温补药，不但无效而且日趋严重，发展到了昏迷、谵语、痉厥的程度，病势已极度危险，家人棺木丧衣都已经准备好了。名医陈仰山是病家的亲戚，因为自己亲戚和顾奏云亲戚都经王孟英救治成功，所以对章养云建议请王孟英来看看。

章养云请来王孟英，病人发病已经第三十八天，脉象细数无伦，两手拘挛，宛如角弓反张，痰不时上涌，汗频频自出，渴饮苔黄，面赤，臀部磨破，昼夜不能合眼，征象确是极危。王孟英抓住两个主证，一是脉细数无伦，说明阴液将竭；二是两手拘挛，说明肝无血养，均为热极盛而阴极虚所致。于是急用清热养阴柔肝之剂：犀角、羚羊角、贝母、石斛、元参、连翘、知母、花粉、胆星、牛黄、鳖甲、珍珠母、竹黄、竹叶、竹沥、竹茹，连用三天，病人开始两手柔和，自汗收敛。再用五天，热退痰绛，脉趋缓和，但自言自语则日夜不休。于是将原方去掉羚羊角、石斛、珍珠母、牛黄，加入西洋参、生地、大块朱砂，服用后，嘴中聒絮不减（聒絮即唠叨、啰嗦）。陈仰山怀疑是癫痫，对前期治疗似乎有些动摇，而王孟英也为了慎重起见，提出邀请名医许芷卿会诊。因许芷卿擅长治疗这一类疾病。

许芷卿会诊后，认为王孟英的诊断是正确的，治法也丝丝入扣，毫无瑕疵，只是建议在前方中加入青黛、龙骨、牡蛎，以加强清肝热作用，但服用两剂后，病人喋喋不休的症状并不见效，许芷卿也感到束手无措。

善于研究的王孟英从许芷卿的用药思路中受到启发，许芷卿认为病人热在肝，而王孟英认为病人热在心，现在用清肝热之药无效，是否可用清心热之药试试？经过再三思索，王孟英终于想到一味药，木通。木通善于清心经蕴热，古人用犀角、黄连等清热药时必兼用木通，获效可快捷许多，因为木通能引心经之热从小便而出。想到此药，王孟英拍案叫绝，大有绝处逢生之感。

果然不出所料，加入一钱木通的方子，服后立马见效。第二天王孟英再去复诊时，病人告诉他，前几天小便正常，似乎没有感觉不适，但是昨天服药后，感觉有一团热气从心头直趋于下，由溺而出。自此神气静谧，人便安静下来。几天后饮食增加，两腿能动，大便正常。但是又出现了咽喉肿痛，水饮不下的症状。王孟英看过后认为无关紧要，是余火上炎所致，继用前方，再加锡类散吹入咽喉肿痛部位，几天后便好了。只是臀部因长期卧床破皮而致褥疮，溃疡处尚未收功，疼痛难受，王孟英再以治下焦气血虚损法，用人参、黄芪、当归、芍药、生地、合欢皮、山药、麦冬、牛膝、石斛、木瓜、桑枝、藕肉，服后痛渐止，餐渐增，再以峻补生肌之剂调养善后而愈。

这是一例起死回生的成功救治案例，在治疗陷入困境，走投无路的情况之下，王孟英以一味木通起神效。木通本是一味极为常用之药，有清心利水、养阴除烦之功效，主治心经火热证，在导赤散、分清五淋丸等成方中均作为主药。因配伍得法而获神效，看似偶然却蕴含着必然，说明王孟英的思维方式极其开阔，虚心好学，不耻下问，能在他人的想法中得到启发，为己所用，也说明王孟英平时熟读古书，对前人经验烂熟于心，临证时遣方用药能信手拈来，更说明了中医处方药物配伍的神奇之处。

五十七、谬治逾月　竭力图救

吴香酝进士出身，通儒达医，通过治病成为王孟英的好友，并成莫逆之交，缘起于一次为吴香酝家人的治病。道光二十六年（1846），吴香酝的三女儿患外感，婆家请了一位医生为其治疗，先以升散解表，再以温补培虚，断断续续一直拖延了三十五天，忽然神昏、谵语、痉厥，致六昼夜不能入寐，十天不思饮食，病情日趋危重。婆家与名医许芷卿熟悉，先请来许芷卿救治。许芷卿看过病人后，觉得病情与去年章养云夫人差不多，也处于极为危险状态，于是建议邀请王孟英参与会诊。

病家赶紧请来王孟英，再请上顾听泉、赵笛楼两位名医一起会诊，可谓阵容强大。四位名医到场，大家力推王孟英主诊。王孟英当仁不让，先诊脉，弦滑而微数，因嘴巴不能张大，只看到舌卷缩，苔垢厚腻，但舌色尤为红润，而且大小便不闭。王孟英觉得生机尚存，还不至于到生命垂危的地步，心中纳闷，可能又是因误治绵延一个多月，才酿成目前的重证。因是主诊，王孟英极为谨慎，对其他三位医生说，我们都承担了重任，定当竭力图救，决不能再犯治疗失误用药不当的错误，病人应该还是有希望救治。

吴香酝对眼前的几位医生都非常信任，频频点头首肯。然后王孟英开始询问病情，并详细了解细节，尤其是询问婢女，小姐的病已经卧床一个多月，腰以下是否有磨伤的迹象。婢女说，好像没有，只是前天给小姐换内裤时发现有血迹，应该是月经不规则所遗吧。王孟英当时也没说什么，只是说了句，再留心观察一下。其他几位医生也没想到他用意何在。于是，王孟英先拟处方：犀角四钱、石菖蒲二钱、贝母二钱、朱砂一两、竹沥一碗、佐以竹叶、竹黄、竹茹、知母、花粉、元参、旋覆花、丝瓜络、苇茎、银花、鳖甲，并用紫雪丹调服，其他几位医生表示同意。

第二天，四位医生到场复诊。小姐的母亲徐夫人说，王先生果然料事如神，视如隔垣，昨晚检查小女果然臀部已被磨穿，有一个小碟子一样的溃疡，因婢女粗忽，没有及时发现。并说，昨天服药后，各证都有好转。王孟英提议原方照用，不必更方。连续用了四天后，病人入夜能寐，痉厥平息，舌能伸出，只是舌苔仍黑，于是王孟英对处方做了调整：前方去鳖甲、朱砂、石菖蒲，加入生地、栀子。再服几天后，舌苔转黄，大便黑如胶漆，伴有痰色。对于病情好转后用药的调整，王孟英做了解释。以前大便色黄，病人没有发热，其实是热因补而入胃肠，积而更甚，如不及时下行，势必熏蒸于上，导致热邪内陷而成逆证，则有危险，现在热邪随黑便而下，余热也从气分而泄，是一种好征象。只是痰嗽不爽，右脉稍滑，建议用竹叶石膏汤加减。其他几位医生听完王孟英的分析，也认同这一观点，于是调整后再用四剂，各症状基本恢复。

但病人臀部磨损处因疼痛而彻夜呻吟，虽已外敷珠黄，内服甘润之剂，但一直不能痊愈。后来王孟英用了一张民间偏方，以整张大蟾蜍皮洗净后煮汤，再加入育阴充液之药内服，才慢慢痛止肌生。饮食渐增，睡眠日佳，月事正常而痊愈。第二年嫁入张家，当时有人还担心其上一年因病治疗时太过寒凉，会影响生育，但第二年便正常怀孕生子。因此，王孟英告诉大家，对于寒凉之剂不必太过担心，用药是为了治病，病愈后便一切如常。这些担心，现在看起来有些可笑，但在当时视寒凉如虎狼的年代，王孟英用大剂寒凉药治温病，曾受到很多非议，还要面对来自社会上陈规陋习的挑战。

从此以后，吴香酝家里的一切大小之病，都由王孟英负责治疗。

五十八、识信平日　诚服斯时

　　这年秋天，吴香畇的大儿子吴汾伯参加科考时感受温邪，回家后发病。他自己认为是这次考试时抽取的房号为"水号"，又因这一天风雨交加，房内进水，两脚一直浸于水中，进水最厉害时，水淹至双膝而酿病。古时科举试场是在贡院内临时搭建一排排号房，为考生答题之所，每一排号房以某字为编号，号房无门，各房之间隔以砖墙，考生入场后挂上油布为帘，以障风雨，在规定的考试时间之内，人不能外出，无关考试的所有用具都不能带进，所以一旦暴雨，则水湿难避。吴汾伯恰巧坐在"水号"，正好又遇上水淹，古人迷信，便以为受了寒湿之邪，回家后自己用了一些香燥散寒湿的成药。因病渐加重，父亲吴香畇请来王孟英。

　　王孟英切脉后，感觉脉甚数，溲赤苔黄，口干燥呛，分明是热象丛生。于是对其父亲说，病本由暑湿而起，又因大公子素体阴虚，暑湿之邪已从热化，尽管现在大便溏泄，但也不能再用丝毫温燥之剂，否则极易变证。吴香畇对王孟英极为信任，表态悉听尊便。于是王孟英先用轻清肃解之法，再用甘凉清热之剂，半个月后，食欲渐增，身热退尽，只是夜寝不安，时有盗汗，是为素体阴虚，再加上这次暑湿化热，温燥伤阴，导致阴液亏虚更为严重。经王孟英用大剂滋填潜摄之剂，再吞服五味子加磁朱丸，用了将近一个月时间，才得以康复。

　　在此期间，尤其是最后康复阶段，因大公子病情表现为夜不成寐，盗汗不收，吴香畇周围也有人对王孟英的治疗方案提出异议，认为用药过于阴凉，恐对大公子身体不利。王孟英也知道，此时如吴香畇稍有动摇，更改治疗方案，不仅全功尽弃，可能还会变证迭出，后果不堪设想。为了避免吴香畇因疑惑而动摇，王孟英在关键时刻主动提出邀请顾听泉、许芷卿会诊，共同商量对策。顾听泉、许芷卿也是吴香畇颇为信任的医生，听了王孟英的病情介绍，又看过病人，都同意其治疗方案。吴香畇对王孟英的信任也更加坚定，最后任由王孟英善后治疗而康复。

病人康复以后，王孟英对这一案例的治疗过程也很有感触，对吴香畹说，此证在中途尤其是康复阶段，如再次误治，稍有不慎便会出现虚损之证，最后则必成败证，因此非常感激吴香畹的信任，由衷说了一句很感人的话："苟非识信于平日，焉能诚服于斯时！"也因此感慨："吁！谈何易耶。"说明病家对医生的信任很重要，但这并不是一件很容易做到的事情。

也是这年秋天，几乎同一时间，杭州另一名流之家，也发生了一例极为危重的病人。龚念匏的夫人患了外感。龚念匏是龚自珍的儿子，夫人又是杭州名士汪小米的女儿。这一年，龚自珍已经去世，龚念匏在南京任职，族中成年男人又都在参加秋试科考。龚夫人患病后，因误用温散之剂导致病情加重，家中的叔母魏夫人请来王孟英。

王孟英看过病人后，见其脉象弦数软滑，舌苔黑厚，四肢瘛疭，急用沙参、元参、知母、花粉、犀角、羚羊角、竹茹、贝母、栀子、石菖蒲，并嘱咐马上煎服，否则病人随时可能出现昏厥。当时在家的族人只剩下几个女流之辈，平时又习惯于服用温补之药，看到王孟英用如此大剂量的寒凉药，都不敢给龚夫人服用，一直拖至傍晚还在犹豫不决。此时，龚夫人果然出现昏厥，众多女眷中幸好有一位颇具卓识者，慌乱中赶紧把王孟英的药给她灌服，遂得生机。第二天王孟英去复诊时才得知这一情况，庆幸昨天还有急中生智的女眷，要不然龚夫人就性命难保了，好在病人脉象已较缓和，昏厥已醒，再经一路凉药，渐而治愈。

这两个案例都说明在救治病人的紧急关头，病家对医生信任的重要意义。

五十九、书生迂腐　误读经书

古代书生因迂腐误读经书而影响仕途者较为常见，因误读经书而养生失误，亦不少见。歙县有一位读书人叫吴永言，十年前开始读《论语》，因错误理解孔老夫子"不撤姜食"一文，以为食姜也是修身养性的一部分，因此每日每餐必服姜，虽盛夏炎热天气，从不间断。于是，三年前患上了大溢血，咳血、咯血频发，虽也用过清火凉血之药治疗，但时好时发，常有火气上升之证，三年来始终没有痊愈。这年冬天，正在杭州准备来年科举考试期间又发病了，于是请王孟英治疗。

王孟英看到病人，虽时逢冬天大寒，但病人不穿棉衣，头面依然蓬蓬汗出。因病人本是读书人，多少也懂得一些医学常识，告诉王孟英，以前的治疗医生有用过黄芩、黄连苦寒药，但苦能化燥，无益于病，用过甘寒的生地，但能引起闷滞不饥，因为甘能缓中，却易窒滞，平常食甘蔗、梨子也是一样。话中意思提醒王孟英治疗时尽量避免这一类药物。

经过详细了解病人发病前后及治疗过程，又从脉象上看，病人脉象沉、取滑数，王孟英诊断为长期积热，深伏于内。于是开了一张以白虎汤加减的处方，去掉白虎汤中的甘草、粳米，加入竹叶、竹茹、花粉、海蜇、荸荠、银花、绿豆，煎汤后频频饮服。病人服用后，几天内吐出黏胶一样的痰，连续服用一段时间后，常年的溢血之证也不再发作。当然王孟英还劝他停止服姜，预防今后复发。

"不撤姜食"本是《论语·乡党》中的一段话，是孔子给学生讲生活方式的内容，主要是教育学生如何培养良好的生活习惯，因此在"不撤姜食"后面还有一句"不多食"。孔子喜欢吃姜，顿顿会有些姜，但从不多食。这句话本身的含义就包含了儒家的中庸态度，无论做什么事，即使是自己非常喜欢的事，都要保持理性。而且食物的性味也要适合每个人个体习性和体质差异。但是迂腐的读书人，把孔老夫子的话当圣旨，甚至把孔圣人的个人生活方式也当成规范来模仿，以至于闹出这样的笑话。因此，王孟英在看病时，经常教导学生，读古人书一定不要死读书，临床治病也一样，千万不能拿古人的有效方照抄照搬。对书生来说，贻误自己，对医家来说，贻害病人，都是不可取的。关于食姜对身体的利弊，王孟英在《归砚录》一书中还有更详细的论述，他认为"食之断不宜多，断不可久。入药亦止能散寒，苟无寒邪而误用之，则营血受伤，津液被劫，外感变而为内伤矣"。

在这一病例后面，王孟英还提到甘蔗药用的问题，因为病人说到用甘蔗也会引起闷滞不饥，故专门作了解释。除了这一病例，王孟英的一位进士朋友赵秋舲，一次告诉王孟英，甘蔗可能性味并不属凉，因为他的儿子喜欢吃甘蔗，但每次吃后都会流鼻血，因此怀疑甘蔗为大热之性。王孟英告诉他，甘蔗本属凉性没错，但甘味太重，生津之力有余，凉性甚微，导致荡热之功不足，用于津虚但热不甚炽者最为适宜，是风温中救液的良药。王孟英有自创"天生复脉汤"，就是用一味甘蔗救治风温津液不足者，每有奇效。但是王孟英又告诫学生，如错用于湿热痰火内盛者，则反而助湿化热。他的观点是"凡药皆当量人体而施，岂可拘乎一定之寒热耶"，如本身体质属于水虚而火旺，甘蔗之性不能敌，反助其气而化热，正如甘蔗经火炼则成糖，全失清凉之本气一样。王孟英还借此引申到另一味药枸杞，也是一样的习性。因此临证用药，因人而异是最为重要的准则。

六十、以食入药　本为同源

将食品作为药物用于治疗疾病，是王孟英常用的方法。或自创，或借用古方，或单纯用食物，或食物与药物同用，或先食物后药物，或先药物后食物，灵活善变，得心应手。在他的《随息居饮食谱》《鸡鸣录》《四科简效方》等著作中，对常用食物的药用价值都有介绍。在王孟英的医案中，常用以治病的食物有扁豆、莲心、绿豆、莲藕、各种果汁，猪肚、猪肉乃至猪油均可入药。

海蜇和荸荠是王孟英极为推崇的两种食物，两者同用组成一张名方，称为"雪羹汤"。海蜇在古书中称为"海蛇"，荸荠称为"凫茈"。在《随息居饮食谱》中，王孟英把海蜇归于"鳞介类"，其功能为"清热消痰，行瘀化积，杀虫止痛，开胃润肠。治哮喘、疳黄、癥瘕、泻痢、崩中、带浊、丹毒、癫痫、痞胀、脚气等病"；荸荠放在"果食类"，其功能为"甘寒清热，消食析酲（醒酒），疗膈杀疳，化铜辟蛊，除黄泄胀，治痢调崩"。

一次，王孟英的朋友张春桥之弟，在秋天炎热季节吃了一大碗羊肉面后，忽然腹痛大作，就近药铺以为痧证，买了治痧药吃后不管用。第二天又以为是积食，吃了消食药，第三天腹痛更剧，大渴欲饮，但一饮即吐，大小便不通，用了祛除寒积的药治疗。到了第四天，腹痛依旧且更厉害，已到了呻吟欲绝的程度，家人请来王孟英诊治。

王孟英看到病人时，脉搏弦数，舌苔干而微黄，按腹部并不坚硬，诊断为既非痧证也非食积，仅是肝火郁积不能宣达而已，先用海蜇一片，荸荠八两，煎至海蜇烊化，待凉后频频灌服，喝下后呕吐便立刻止住了。然后王孟英开出一张药方：山栀、黄连、竹茹、川楝子、知母、黄芩、延胡、旋覆花、柿蒂、枇杷叶，用喝后剩下的雪羹汤作煎药水，煎好后再加当归龙荟丸吞服，服药不久，小便先通，腹痛随之减缓，次日大便也通，不再用药就痊愈了。

在这个案例之后，王孟英还介绍了另一位朱留耕的患者。朱留耕参加朋友宴请，大饱一餐以后，突然呕吐晕厥，全身冷汗，呼吸微弱，朋友急送回家，刚到家便腹痛异常，家人以为得了急痧、霍乱之证，赶紧请来王孟英。看到病人时，脉象弦缓，口极苦渴，二便不通，王孟英认为既不是痧证，也不是霍乱，而是痰滞热伏，肝气无从宣泄所致。配方用雪羹汤加吴茱萸、黄连、山栀、旋覆花、竹茹、橘核、元胡、肉苁蓉，再冲入莱菔汁和服。莱菔汁即萝卜汁，也是王孟英经常用的药引。结果一剂下去，腹痛明显减轻，第二天原方再服一剂，大便通畅，诸证痊愈。

这两个相类似的病例，都病起于饱食以后，前者大吐以后，不从食治，尚能理解，后者不吐不泻而且腹痛日甚，则较难判断。而王孟英竟然都能明确诊断，而且都一剂见效，不得不令人佩服。王孟英的朋友赵菊斋也是名医，也觉得王孟英识病和治病相当厉害，非常人所及，特地向他请教。王孟英很坦率地告诉说："既无枵腹待病之理，岂可专以攻消为治，故临证必审问慎思而明辨之，庶免颟顸贻误之弊。""枵腹"即空腹，"颟顸"即马虎。王孟英是因为经过了仔细辨证，认真审视，反复询问，才得于从肝火郁阻，气机无从宣泄这一病机上去辨别，药之对证，所以能立竿见影。

赵菊斋当时在杭州的名气不亚于王孟英，却佩服得五体投地，对自己的学生说："余闻而折服其善读古书，宜乎临证之神明变化，令人莫测。"还把学生介绍到王孟英那里游学。

这两个病例，王孟英都用了雪羹汤，后一例还用了莱菔汁。关于海蜇与莱菔汁的配伍，王孟英在《温热经纬》一书中有专门介绍："所用莱菔汁，不但能消痰食，即燥火闭郁，非此不清，用得其当，大可起死回生。余每与海蜇同用，其功益懋。"在王孟英医案中，莱菔汁也是常用之品。王孟英善于用食物果品治病，还有更多案例，如用藕汁入药，用冬瓜汤煎药，梨汁、蔗汁、西瓜汁等。

关于"药食同源"的观点，王孟英后来在所作的《随息居饮食谱》中，把向百姓灌输饮食养生的观念，提高到国之教民的高度，认为"国与民为本，而民失其教，或以乱天下；人以食为养，而饮食失宜，或以害身命"。在战乱和贫困的年代，教会百姓从日常果品、食物中获取营养和药物，是王孟英良好的愿望。

六十一、诊如断案　辨别真伪

一次，有位五十多岁的妇女，本来身体极为瘦弱，因连续几天夜不能眠，有一天家人发现久未起床，进房一看，只见眼睛睁得大大的，眨也不眨一下，眼角泪水不断流下，口张不闭，舌头卷缩，不能言语，叫之没有反应，喝水不能咽下，手足冰冷，肌肉痉挛，肢体抽搐，身体发硬不柔，胸闷如有重压，大便不通。看到这样的病况，家人吓得不轻，赶紧就近叫了一位医生。医生一看，认为此病非同一般，很有可能是痧证重感，担心很快会发生虚脱，便推诿说治疗时感重证并不是内行，向病家推荐了王孟英。

王孟英一向不避重证，越是疑难复杂的病人越喜欢看，即使知道病人已经被其他医生推辞，也从不推诿。接到邀请，王孟英来到病家，先看舌苔不黄，再按脉搏弦细软涩，重按无力，问是否口渴，病人摇头，身不发热，神气不昏，王孟英首先否定了痧证的诊断，再进一步了解到病人大小便艰涩不通，咽喉似有阻隔，胸闷如压，又否定了脱证判断。根据一系列症状表现，王孟英判断此病并非外感时证，而是情志内伤。

情志病与外感病有本质之区别，一旦判断失误，治疗不当，便生命可危。对于王孟英的诊断，患者家人似有疑惑，因此王孟英先作分析："殆由情志郁结，怒木直升，痰亦随之，堵塞华盖，故治节不行，脉道不利也。"王孟英认为病人是因为长时间肝气郁结，肝火上升，郁久生痰，痰火凝结，阻塞肺气，肺主治节，宣降失常，导致全身气血津液输布不利。患者之兄是一位读书人，经王孟英这样一解释，心中疑团顿时释然，便问如何治疗。既然病起在肝，病结在肺，治疗并不难，王孟英说了一句："但宜宣肺，气行自愈。"然后开出处方：紫菀、白前、马兜铃、射干、石菖蒲、枇杷叶、丝瓜络、白豆蔻，共八味药，极为简洁。结果一剂下去，明显好转，连续四剂便痊愈了。

如此准确的判断，如此快捷的疗效，又让王孟英名声大振，被捧为神医。杨照藜、汪谢城等名流纷纷为此案作了点评。杨照藜是进士出身的知县官，常为民断案，因此以断案作比喻："证者，证也，如断案之有证据也。然证有真有伪，有似是而非，以致恒为所眩。"断案与诊病一样需要证据。诊病的证据就是病人的征象，需要辨别真伪，当证据似是而非的时候，常会使判官或医生悬惑不清。知县断案与医家诊病是一样的道理。

汪谢城也是一位学者，博儒通医，他看了王孟英这一病案的诊治过程，由衷发出赞叹："证极危而方甚轻，其效乃如神，全由辨证之的。"这样一位危险而且吓人的重证病人，王孟英仅以极轻极简之剂，四天就治愈了，可见其辨证论治的精准。

六十二、用药至轻　奏效至捷

王孟英治病，以轻药愈重病，是其特色之一。能以简便廉验的方药治愈，决不为虚言邀功，无辜徒增病家的心理压力和经济负担，这是王孟英良好医德的体现。

一次，有位商人因连日奔走，旅途劳顿，忽然大便自遗，但非连续泻下，继而出现了腹部隐隐作痛。因过度疲劳，回家不久便倒头深睡过去，家人很紧张，把他叫醒，醒后只说了句腹痛，又昏昏沉沉睡去。家人就近请来一位医生，看过后认为好像是痧证，又觉得可能是虚脱，似是而非，犹豫不决。就跟病家说，还是再请王孟英来判断一下吧。王孟英赶到后，一看病人身体没有发热，只是小便不通，也没有再泻，舌无苔口渴，脉弦涩不调。通过望、闻、问、切四诊后，王孟英明确断定，该病既非痧证也非虚脱，病在肝脾，并作了分析。病人因忙碌多事、思虑过度导致肝郁在先，又因旅途饥饱无常、劳累困顿伤脾在后，食滞于中而出现一系列症状，表面上看起来病证有些可怕，其实并不是重证。然后开出处方，用槟榔、枳实、橘皮、半夏、山楂、神曲、莱菔子、川楝子、元胡、海蜇，先开了两剂。两天后复诊，病人腹痛明显缓解，已移至脐下，开始有饥饿感，胃口渐开。王孟英认为病情已有好转，在前方基础上稍作调整，减去山楂、神曲，加入山栀、白芍，仅开了一剂，服后大便通畅，一切如常。

杨照藜看了这一案例后，对王孟英辨证之精准，用药之简洁，疗效之快捷，深为折服。他仔细分析了这个病案，认为此证食滞不难辨认，而难在辨肝郁，而且病人是劳倦后嗜睡不醒，一般人往往依此即辨为痧证，且必以为兼有脾胃气虚之证，用药兼用参、术以顾及脾胃气虚，如真的这样使用，结果一定会导致肝郁不舒，变证迭出，治疗就没那么顺利了。因为王孟英辨证准确，所以才能"用药至轻，而奏效至捷，良由手眼双绝"。"手眼双绝"是当时许多名医和文人对王孟英的评价。

名医赵菊斋也曾就这一案例请教王孟英，既然是肝郁犯土，而食不下行，为什么第一次自遗而没有感觉？王孟英回答说："胃与大肠，原一气相贯，惟其食滞于胃而不化，似与大肠气不相贯，故广肠宿粪出而不觉。"他再进一步解释了《内经》中的一句经典："中气不足，溲便为之变。"这就是一例变证。所谓中气不足，并不是专指中气虚，是中气为病所阻，则不足以降浊升清之职，也会导致溲便改变常规。听了王孟英的解释，赵菊斋佩服得五体投地，说了一句"余闻而折服其善读古书，宜乎临证之神明变化，令人莫测也"。他由此而想到王孟英治霍乱为什么能有突破常规思路的神奇之处，便自言自语说，之所以霍乱之吐泻无度，干霍乱之便秘不行，原来都是中气为病所阻，而失去了降浊升清的功能，假如把"不足"理解为虚，则治霍乱便陷入应补中气的误区。这是赵菊斋举一反三的认识，更敬佩王孟英对《内经》经旨阐发得深刻而自叹不如。

有一次，周晓沧的儿子患冬温，先是其亲家顾听泉为之治疗。因顾听泉熟悉病人身体本为阴虚体质，病又不是风寒，因此没有用一丝温升之药，但病就是不见好转，于是顾虚心转请王孟英会诊。王孟英看过病人，再看了处方，很认同顾听泉的治疗思路，只在他的处方中加了贝母、杏仁、紫菀、冬瓜子四味药，用后随之获效。事后，顾听泉深为折服，认为药贵在对病，虽是平淡之品，亦有奇功。王孟英则说："重病有轻取之法，于此可见。"

六十三、治标治本　游刃有余

急则先治标，是中医治病的原则，如遇到本虚标实，虚实错杂，或虚虚实实之证，则辨证论治时对医生是一个极大考验。王孟英曾遇到一例素体阴亏，又平时多郁之人，该病人先患疟疾，再患霍乱，先期的疟疾治疗比较容易，这里不再展开，仅看他患霍乱以后如何在几天之内被王孟英治愈。

患者姜姓，刚患疟疾治愈，又因疲劳奔走，加上饮食不节，感染了霍乱。感染后发病极为急速凶险，王孟英见到患者时，已出现转筋，面部、手臂肤色青紫，目框凹陷，声音嘶哑，胸闷汗多，小便不通，苔黄口腻，脉细而弦，精神极度疲软。"转筋"是霍乱重证出现的常见症状，指腓肠肌或肢体筋脉挛急抽搐，痛而扭转，经常出现在严重吐泻以后，是津液脱失的一种症状，目框凹陷，小便不通，说明已严重脱水，胸闷汗多，精神疲软，都是阴津将脱之象。这样的症状，放在医学十分发达的今天，也是心、肾功能即将衰竭的危险证候。

却看王孟英如何临危不惧，先标后本，一步步救其生命于垂危之中。第一张处方用沙参、蚕矢、薏苡仁、竹茹、半夏、丝瓜络、木瓜、车前子、扁豆叶，用阴阳水煎服，同时送服左金丸一钱，再用吴茱萸一两研末，调涂涌泉穴。这是一张以蚕矢汤为主的加减方，看似极为简单，但王孟英用心极其良苦。蚕矢汤本是王孟英自创治疗霍乱的良方，方中原有黄连、黄芩、栀子等苦寒药，王孟英之所以删除，是因为怕苦寒再伤津液，加沙参是为了养阴生津，原方本有吴茱萸、半夏降浊止吐，但王孟英把吴茱萸改成外用，换成竹茹与半夏相配伍，因竹茹清热止呕作用更好，薏苡仁、木瓜、扁豆叶，用于宣化畅中，利湿舒筋，加丝瓜络在于舒缓筋脉挛急，通草改成车前子是为了加强通利小便，阴阳水作为药引，出于李时珍《本草纲目》，常用于霍乱浊阴不降，清阳不升之呕吐重证。用汤剂送服左金丸是王孟英别有用心之处，左金丸仅黄连、吴茱萸二味，本可治疗肝郁火旺，也可用于霍乱转筋，考虑到患者原有肝郁之证，既可清泻肝火，又可降逆止呕。吴茱萸性辛苦而温，黄连太过苦寒，故在汤剂中予以删除，改为丸剂继续使用，药性可稍为缓和。吴茱萸研末外敷涌泉穴可起到温经散寒，温胃止呕作用。这样缜密地考虑，在多管齐下作用之下，一剂下去，第二天吐泻渐止，汗减，但噫气打呃、口燥胁痛，脘下拒按，脉软而弦等症状开始明显，这与平素肝郁，郁火横逆有关，说明表证渐退，原有的里证开始显现。王孟英及时调整处方，去除沙参、蚕矢、木瓜、车前子、左金丸，加紫菀、郁金、楝实、通草、枇杷叶，开了二剂。患者服完再去复诊时，小便已通畅，呃逆也止，厚苔已退，足温，手臂紫色渐淡，再次调整处方，去除郁金、紫菀、通草、楝实，加入沙参、石斛、兰叶、莲藕、鲜稻露，又开了二剂。从药物的调整看，去掉的是治肝郁、泻实火的药，加入的是养阴生津药，王孟英判断病情已由实转虚，这也是急性病恢复后期的常态。两天后再去复诊，脉象和缓，腹胀已减，能吃粥，唯口有咸味，这是素体阴亏的现象，王孟英再在前方中去掉半夏、扁豆叶，加入当归身、花粉、橘皮，又是二剂。服后患者大小便正常，饮食如常，但腰酸少寐，王孟英再次作了调整，把沙参改为西洋参，加入麦冬、淫羊藿、枸杞、杜仲，以补肾养阴生津之剂调养数日后痊愈。

从这一例患者的病情演变过程看，发病之初表证紧急，湿热为主，以清热化湿先治其表，然后里证突显，肝郁化火，转治里实，改为舒肝清火为主。病情发展到由实转虚，再以养阴生津为重，最后补虚而康复。整个治疗过程如抽丝剥茧，有条不紊，层层深入，每一次调整，每一味用药都是用而有因，恰到好处，先表后里，先实后虚，把一个基础体质不好又感染霍乱的重证病人，仅用了一周时间便治愈了。

杨照藜对这一案例的评价极高，认为："此证颇急，浅术必至张皇失措，半痴游刃有余，治标不犯其本，用药与病机婉转相赴，于此服其识之老。""浅术"指医术差的人，"半痴"指王孟英。

六十四、黄芩定乱　转战上海

同治元年（1862）五月初三，为避太平天国战乱，王孟英到了上海，此时上海正在霍乱大流行，王孟英有了用武之地。刚到达时，王孟英看到开埠不久的上海，在列强的枪炮声中沧海渐变桑田，黄浦江边，帆樯林立，踵接肩摩，原本一弹丸小地，居然成了一个大都会。另一方面，王孟英也看到了四处潜伏的危机，人烟繁萃，室庐稠密，城廓之河，藏污纳垢，水皆臭浊，霍乱盛行。这一年太平天国与清朝军队的战争正在江浙一带打得如火如荼，大批周边地区避难人员涌入上海这块殖民地，以求相对安宁。但是疫情的暴发，却毫不留情地给难民带来了更大的伤害，王孟英的许多亲朋好友都死在了上海这一次霍乱大流行。

初到上海的王孟英，由朋友介绍暂时住在镇海一商人周采山开设的"德泰纸号"商行内。因人地生疏，便深居简出，先是蛰居室内著述校书，谢绝一切应酬访友之劳。五天以后，邻近一家有两位从湖州

六十四、黄芩定乱　转战上海

南浔来上海避难的年轻房客，同时感染了霍乱，一位年龄稍长的韩姓房客已经病死，另一个叫纪运翔，才十七岁，也已病势垂危，奄奄一息。周采山得知后说既然知道了，岂能见死不救，便拉着王孟英去看一看。王孟英过去时，看到病人已经手面发黑，眼睛凹陷，目光呆滞，手足厥冷，声音嘶哑，脉伏无溺，舌紫苔腻，大渴汗淋，神情昏乱，危象毕露。

之前王孟英曾分析上海这次霍乱流行的特点，起于五月，较往常发病季节在夏秋之交不同，从时令上看，较往常提前了两个多月。此时芒种未到，还没有到暑湿时节，应该属于冬寒内伏，加上春令过冷，入夏不久，天气犹凉，天地之气机郁遏不宣，因感温病者，大多转为此证。虽与伏暑患此病者殊途同归，但从发病后的表现看却明显差别，首先是病人没有腹痛，因为寒邪化热，与暑湿有异。因此王孟英治疗方案也与以前不同，先用针刺法，刺其曲池、委中两个穴位，刺出的血色黑如墨水，然后再用药，以黄芩为君，栀子、豆豉、黄连、竹茹、薏苡仁、半夏为臣，蚕矢、芦根、丝瓜络为佐，吴茱萸为使，用阴阳水煎药。君、臣、佐、使是中药配伍的方法，分别指主药、辅药、相助药、调和或引导药。结果是一剂后，吐即止。第二天，病人脉象已有起色，上方再用两剂后，手、面色黑稍退，肢体关节也较柔和，但是眼赤烦躁加重。王孟英认为这是伏邪将从外泄的表现，是在向好的方面发展，于是在原方中去除吴茱萸、蚕矢，加入连翘、益母草、滑石，一剂后，全身发斑，舌苔渐化，肢体温和，夜寐得安，小便畅通。治到此时，王孟英认为已经安全，再用了几天清热解毒之剂而痊愈。

周采山第一次亲眼见了王孟英治疗霍乱病的高超技术，问王孟英这是什么方，如此神效？王孟英取名为"黄芩定乱方"。于是，周采山刻成宣传单，广为传播，使当时被这波霍乱流行所感染的病人，得到了及时而有效的治疗。王孟英的族侄王绍武当时也在上海，亲眼见证了这一案例的救治经过，因王绍武是海宁临近的屠甸人，当时家乡也流行霍乱，便把"黄芩定乱方"寄回老家,请当地乡绅施送病患,救治千余人。

当然,一方施药毕竟不同于辨证论治,可以根据病情轻重缓急随机应变,因此王孟英特地在"黄芩定乱方"后,注明了随机加减的方法:如湿盛者,加茵陈、滑石;气实者,加枳实、陈皮;饮阻食滞者,加厚朴、莱菔;肝郁气结者,加紫苏、楝实;口渴用白茅根煎汤,或藕汁频灌。总之,活法在人,不要执一方死板套用,这是王孟英一贯所倡导的。

六十五、病本不重　不必邀功

王孟英治病,医德极好,有口皆碑,不会因为病重而推诿,也不会因治愈疑难复杂病人而邀功。

有一位朱姓老人,因出现下利转筋,肢凉身冷,先请了一位医生看过后,认为是寒霍乱阳气欲脱之候,立刻用大剂温补回阳救逆,岂知服后即吐,随即打呃不止。医生见大吐,恐其阳气更虚,再加大温补用量,病情却没有丝毫好转,反而日益加重,一直拖延了九天,已到了奄奄一息程度,家人以为无法挽救,已经准备后事。但老人的儿子不死心,抱着一线希望,请来王孟英。

王孟英先按病人脉象,左脉弦滑,右脉弱不应指,苔黄厚而腻浊,小便不通,脐上拒按,便知这一病人开始并不是真性霍乱,否则也拖不到今天,况且眼下病情也没有危险到快死的地步。于是安慰其儿子,不用紧张,你父亲的病原本不重,是治疗不当导致加剧,命不该死,因用药后得吐,反而救了一命。于是,给病家开了一张处方:枳实、陈皮、黄芩、黄连、竹茹、半夏、苏叶、连翘、芦根、枇杷叶、滑石,以开痰行食,舒结通阳为主,因知其不重,就开了两剂。一般急诊,王孟英都是先开一剂,第二天根据病情演变再开方,而这次因胸有成竹,一下开了两剂。两天以后，王孟英再去看病人，打呃已止，遍身红斑，服用两剂后，泻了许多干燥大便，小便已通，舌苔已化，右脉渐振。王孟英对其儿子说，已经没有生命危险了，随后开了一张清肃调养的处方用于善后，几天后就痊愈了。

　　老人的儿子有一位学生，见证了治疗的整个过程，事后问王孟英，如此重证，您怎么就说这病原本不重呢？王孟英告诉他，世间所谓的重证，大半都是因诊断不明或误治而成，这例病人，如初次诊断明确，治疗得当，大多一二剂便可治愈。于是王孟英顺便细说了当下治疗时证的误区，把温热病出现的泻证、吐证、霍乱转筋等证都看成寒证，往往不仔细观察病情，轻率投入热药，就像这个病人，因为看到肢冷而右脉软弱，便以为是虚寒的证据，又因病人服后即吐，打呃随之而来，又以为是霍乱转筋而见的呃逆，不再细察其他情况，盲目认为是虚寒之象，因此温补越用越重，纵然最后一病不起，病家无怨，医者不悔。如果不是他儿子尽力救治，则病人也无生还的可能。

　　病人救治成功后，病者以及家人感激万分，本当重谢，但王孟英却认为这是一例极易治疗的轻证，并不是自己有很大的本事，并婉言谢绝。他说，社会上有一种不好的风气，有些缺乏医德的医生，明知道是极轻之病，却讲得很重，用药也很贵重，治愈后可向病家邀功。王孟英对此种陋习深恶痛疾，常给予抨击。他还举了一例，曾治疗一位妇女，因产后发热打呃不止，花了许多钱请了好几位医生都没治好，王孟英仅用了一味鸡子黄便治愈了。既然可以用很便宜的药治疗极容易的病，又何必让病家过多花费呢？这就是王孟英的医德。

六十六、一虚一实　治愈县令

姚欧亭是王孟英的好朋友，在任崇明县令期间，王孟英曾于咸丰七年（1857）和同治元年（1862）两次应邀到崇明为姚欧亭治病。

同治元年（1862）初夏，王孟英到上海不久，姚欧亭患"脾约证"，得知好友王孟英正在上海，便嘱其弟持函来请王孟英赴崇明一诊。"脾约证"是一个古病名，是便秘的一种，出自张仲景《伤寒论》，因脾虚津少，肠液枯燥以致大便艰涩难出的病证。七年前，王孟英在海宁期间，姚欧亭初到崇明任县令，也曾患病邀王孟英去过崇明为其治病。今好友又病，又近在咫尺，王孟英毫不迟疑，立马动身。

姚欧亭的病起于三个月前，因患泻下，经治愈后就开始便秘，从数天一次到旬余一次，再到半月一次，最后甚至一月一次，每次大便，极其艰难，而且总是先硬后溏，大汗神疲，苦不堪言。这一年，姚欧亭年龄刚过六十，已步履不稳，老态尽显，较王孟英七年前见到时衰老了许多。王孟英先了解之前用过什么药，姚欧亭说，每天服用人乳及麻仁丸之类润导，但都没有效，期间有时会纳食如梗，呕吐酸辣。再按脉象，左右寸关尺六部均现迟软，再察舌苔，苔色白润。口不渴，小便清长，腹无胀痛。问清情况后，王孟英缓缓说了一句《内经》中的原话："此真中气不足，溲便为之变也。"姚欧亭是饱读经书的进士，自然能理解。王孟英接着解释，你是中气不足，仅用润肠通便之剂不能治愈，像你这种情况，既不宜用润肠法，也不宜用通下法。王孟英继续说道，你这中气不足，脾胃开阖失司，假如用开泄法，恐一开而不复阖，怎么办？但又不能用提升中气之法，因为吐酸食梗之证，可见已形成下秘上冲之势，再加上你平素吸食洋烟，如一阖又有可能不开，又将如何？王孟英连用两个如何是好的疑问句，既自言自语，又像在告诉姚欧亭，其病之难治。

王孟英思考了很久，终于开始写出处方：党参、白术、橘皮、半夏、旋覆花、芍药、鸡金、木瓜、枇杷叶，药仅九味，看似平淡无奇，但组方极为严谨。王孟英关照，不用着急，先服六剂，看疗效再作调整。姚欧亭服药后六天内曾有两次更衣，泻出四粒坚硬如弹丸似的大便。王孟英坚信自己的治疗思路是正确的，姚欧亭也有了信心，再用原方服用三剂，其间又泻出十五丸坚硬大便。因效果渐显，王孟英没有改方，又继续原方三天，又泻出九丸坚硬大便后开始畅通，再次大便时已不坚硬，也没有溏泄，更不用费力。至此，王孟英说，药证已相符合，为姚县令留下一张调理方后告辞回上海。前后仅十二天，便治愈了姚县令痛苦了三个多月的脾约病。

两个月后，姚县令因公务到上海，因秋阳正烈，又久住舟中，随从多有患病，何况一久虚初愈的老人。八月七日那天，姚欧亭忽然身热、呕吐、腹泻，人在上海，随行的姚公子小欧第一时间赶紧来找王孟英。王孟英匆匆赶去，看到老友疲惫不堪，精神极度软弱，舌上满布白苔，腹痛大汗，声音低微，小便艰涩。王孟英一看病得不轻，赶紧开方：人参、黄连、半夏、厚朴、竹茹、滑石、薏苡仁、苏叶、蚕沙、扁豆叶，怕第二天复诊时间赶不上，就开了两剂。第二天，王孟英去复诊时病人身热已退，神情清爽，而左脉仍弦，呕酸无寐，手足振惕。王孟英稍有宽慰，知道病已可救，对姚欧亭说，病已无妨，眼下症状为外邪虽解，土受木乘所致。土属脾，木为肝，土受木乘，即肝火扰脾。于是，王孟英更改处方，去除了滑石、厚朴、蚕沙、扁豆叶，加入茯苓、蛤壳、紫菜、绿豆、白蔻仁，因预估病情在向好的方向演变，所以仅开了三剂。三天后王孟英再去出诊，舌苔已化，也能安寐，腹泻已减，知饥欲食，便再次作了调整，去除白豆蔻、蛤壳，加入石菖蒲、白术，五剂后痊愈。

愈后，王孟英与姚欧亭讨论病情，告诉姚欧亭，霍乱病开阖失常，是中枢为邪所乱，此证之开阖无权，为中虚不能主持，至于好转后出现呕、泻、振惕，是因为风暑乘虚扰中之故，中虚之人尤可多见此变证。听后，姚欧亭频频点头称是，深深感谢王孟英的两次救命之恩。

三个月内两次患病，一虚一实，王孟英特地把两个医案放在一起，证可互堪，旨在告诫后人治病时要把握辨证论治的要领。

六十七、榜眼夫人　宫保女孙

王孟英在杭州成为一方名医之后，经常有官宦名流慕名前来就诊，这些达官贵妇往往访遍名医，服药不断，既很固执，亦颇自负，不肯轻易信任不熟悉的医生。一次，杭州许滇生夫人患病，专程从京城慕名回到杭州请王孟英诊病。

许滇生即许乃普，浙江钱塘人，嘉庆二十五年（1820）一甲二名榜眼进士，曾任兵部、工部、吏部尚书，常年在京城为官。其夫人在京病痛不断，近年来常患脚痛，并伴有噫气，稍动即噫气不断，痛苦不堪。在京城看过不少名医，大多以虚证为治，常服补药却多年不愈。道光二十六年（1846）冬天，听京城乡人介绍，杭州王孟英医术高明，于是专程回到杭州请王孟英诊治。

王孟英详细了解病情后，仅以脉诊弦滑，便知病为痰阻于络，气不得宣所致，并非虚证，应从痰治。开出以丝瓜络、竹茹、旋覆花、橘络、羚羊角、茯苓、豆卷、金铃子、柿蒂、海蜇、荸荠、莲藕为方，同时吞服当归龙荟丸，服之即安，尚书夫人深为折服。

许尚书的儿媳是曾任浙江巡抚阮元的孙女，这一年在京城因丧子哀伤过度而患厥证，常会突发晕厥不省人事。京城医生也以虚证论治，补气补血之剂不断，导致月经愆期，京城医生又诊为妊娠。因有了许夫人成功治愈的案例，婆婆便动员儿媳回到杭州请王孟英诊治。

王孟英看过病人，了解病势后，也以脉断病，以脉象弦数而滑，弦为肝风内盛，数为郁而化热，滑为痰而非妊娠，因此断为痰挟风阳而为厥，给予大剂蠲痰息风、舒郁清营之剂，渐以获愈。这两位贵妇人的治疗过程相对比较顺利，中途也没有遇到曲折，而另外一例治疗龚自珍儿媳妇的病，则遇到了挫折。（详见"五十八、识信平日　诚服斯时"龚念匏夫人一案。）

六十八、病不易识　药不易用

王孟英好友吴香酝，爱女嫁给名士高禄卿，道光二十七年（1847）夏天，因分娩后发热，女科医生诊断为"乳蒸"。"乳蒸"是一个病名，见于《郑氏女科家传秘方》，指乳汁壅遏不通而引起的乳房肿胀发热。吴女经治疗数日未见好转，医生又以产后挟温论治，用清解之剂后，出现大便溏泄，再改用温燥治之，大便溏泄依然不减。于是高家人另请了一位张姓医生，张医生认为是专科医生在方中用了栝楼仁所致，便另开了一张方，以人参、黄芪、炮姜、白术、鹿角、肉果等药，岂知服用后，泄泻愈甚，几天后，病人出现壮热神昏，汗出不止，病情突然转为危急。当时吴香酝在江西做官，老夫人在家，听到这一消息，连夜派四公子季眉去请王孟英。

王孟英见吴家深夜求诊，病必危急，便迅速赶到高家。按病人脉搏，洪数七至，口渴苔黄，洞泄不止，小溲不通，病情确实危急。但王孟英深知豪门贵族用药忌讳，尤其是产妇，怕治疗过程受到干扰，故意当着吴家人的面对季眉说，必须赶紧救治，但用药会有些惊人，恐怕高家人不敢用。季眉一听，知道王孟英的用意，直接告诉王孟英，但用无妨，还答应留下亲自监督。听到这样的承诺，王孟英大胆开方，用白头翁汤加石膏、犀角、银花、知母、天花粉、竹叶、焦山栀、川楝子、桑叶。次日复诊，脉象好转，诸证减轻，便关照高家人按原方续用。这时高家人见吴公子不在，便开始反对，认为产后最忌寒凉，况且病人泄泻数日，身体已虚，断不能再用重剂寒凉。高家人又擅自请来熟悉的张医生，张医生很自负，跟病家说，幸亏我以前用了温补之剂，要不然昨天这么重的寒凉剂下去，病人早就亡阳了，然后便用了以人参、黄芪为主的补气血药方，药已经在煎煮。这时在场有一位熟悉王孟英医术的亲戚，赶紧跑去把这事通告给吴家。吴家人非常信任王孟英，吴老夫子便派了两个儿子吴汾伯与吴季眉一起赶到高家，见病人正要服药，便一把夺下药盏，将药倒掉，叫高家人马上煎服王孟英所开之药，亲自监督，并派人轮流守候，以防高家人擅自换药。

王孟英听闻此事，深为感动，感谢吴家人对自己的信任，后面治疗便放手大胆无所顾忌了。大剂凉解之药连用七天，病人泄泻全止，发热退尽，然后调理至痊愈。病人治疗结束后，王孟英深有感触，写下了一段感言："世俗泥于产后宜温之谬说，况兼泄泻，即使温补而死，病家不怨，医者无憾也。或具只眼，其谁信之？此证苟非汾伯昆仲笃信于平时，而力排众论于危难之间，余虽见到不疑，亦恶能有济耶？"感叹之后，王孟英又说："余尝曰病不易识，尤不易患；医不易荐，尤不易任；药不易用，尤不易服。诚宇宙间第一难事也，而世人浅视之，可不悲哉！"

六十九、欲疗百病　　无此治法

民间百姓喜好养生保健品，自古以来一向如此。道光年间，有一种中成药叫"透土长寿丹"，一听是长寿丹，自然人人喜欢。此丹自京城开始销售，经夸张宣传，极言功效之大，可以治疗百病，由于价格较为便宜，一时间传遍大江南北，老少男妇人人购服。

道光二十七年（1847），此保健品开始在杭州流行，王孟英作为医生,自然很快就了解到服用这种药后的各种信息,有向他咨询的,有吃了以后出现不良反应的,也有人希望通过他的宣传开展促销的。作为一名理性的医生,王孟英首先想到的是,以一药而能治百病,这本身就不符合辨证论治原则,他所能告诉大家的是:"无论其所用何药,执一方以疗百病,无此治法。"对每一位前来咨询的人说的都是同一句话:"每一个人的禀赋不同,生病后的症状表现不一,发病原因也各有不同,劝大家切勿轻易尝试。"他看到此药的服用说明中有这样一条,"服用此丹,必须以绿豆汤为引",便知道药方的组成一定有热毒之品存在,服用更应该谨慎。再说,王孟英的医学思想中很有特色的一个观点是,不建议平时服用保健品,无论是病人还是健康人,包括他自己,一生不服补药。

事实上,自从此药在杭州流行以来,王孟英也接触到了许多服用后发生不良反应的患者,有的服用后发生疽痈,即全身长疮,有的发生咽喉糜烂溃疡,来找王孟英治疗。有一位叫王雪山的病人,因久患下部畏冷,购服了"透土长寿丹",服用一段时间后,便出现齿痛目赤,继而引发原有的各种病痛,出现脉象弦滑,痰火壅盛的症状。经王孟英用清热泻火,兼用当归龙荟丸频服才得以平息,不仅新疾治愈,原有两腿发冷也渐增温。治愈以后,王孟英还关照病人以后一段时间要常服柿饼汤,以防后患,因为柿饼可以降火除燥,以清除体内蕴结之热毒。通过这一病例,王孟英告诉大家一个道理,无论何种疾病,都必须经过医生辨证论治才可以好转,盲目服用所谓的保健品,只能徒增伤害,百害而无一益。

这个王雪山的弟弟,因患腹胀,又喜用温补之剂治疗,久治无效后请王孟英治疗,王孟英认为是湿热蕴结所致,应该以清化湿热为主,病人不信,听人介绍擅自购买"透土长寿丹"服用,开始有些效果,便以为用药对路,遂长期服用,最后导致大吐血,始得悔悟。这些案例均为王孟英临床上所亲见,他之所以公之于众,就是为了告诫好服奇药者,切勿将所谓的"奇药"引以为神。

七十、药贵对证　不贵补也

一位在兵部任职的官吏赵春山，在杭州休假，因一向患有痰嗽之疾，每年秋天屡发寒热。当时经杭州一位名医吴古年诊治，从伏暑化疟入手治疗，颇为应手，但是过了十天半月以后，病又必复，这一年一直延续到冬天，还未见好转，又出现阳痿。王孟英的朋友董兰痴与赵春山颇熟，介绍他请王孟英治疗。

王孟英应诊时，赵春山脉象滑数，舌绛苔黄，渴而喜饮，小便黄赤，动辄喘逆，夜不成眠，痰多畏冷。赵春山以为自己病将不起，面对王孟英已流露出绝望的神色。

王孟英坦然直言，这病没有大问题，不用担心，只不过是平时饮食太过膏粱厚味，易生痰热，再加上过用温补之剂，易助湿热，导致此病不愈。又因夏天感受暑邪，痰湿挟外邪相互交结，到了秋天发病，症状类似疟疾。因王孟英与吴古年熟悉，他坦率说吴古年当初的诊断是正确的，只不过治法尚未到位，用药也不够大胆。

赵春山觉得王孟英的分析很有道理，于是请王孟英开方。王孟英用羚羊、豆豉、连翘、薄荷、知母、天花粉、竹茹、贝母、旋覆花、海蜇、元参、栀子、醒头草、梨汁，连服五剂，热象渐退，已不畏冷。第二次用药，减去前面四味，加上沙参、麦冬、葳蕤、枇杷叶，服用后已能安寐，各恙渐日减轻，再在前方中加入生地一味，连服一个月后完全康复，而且体健胜昔，登高也不觉喘息。更为神奇的是，原来的阳痿病竟然也恢复了正常。

经过自己的切身体会，赵春山深有感触，告诉朋友说，我以前曾服用大剂人参、鹿茸等大补之剂，而阳痿未见好转，反而愈发严重，现在用了王孟英的药，不但沉疴顿起，久治不愈的阳痿也得以恢复，真是神奇，真正知道了"药贵对证，不贵补"的道理。

七十一、力排众议　愈疟重证

道光二十八年（1848）秋天，王孟英朋友黄鼎堂的母亲，已经七十七岁高龄，患了间日疟。间日疟是恶性疟疾的一种，每间隔二至三日必发一次。黄母患病后每发一次，病情加重一分，最后到了寒证不太明显，但发热时必致昏厥，舌不能伸的程度。经过三次发作后，家人都认为已无可救药了，黄鼎堂恳请王孟英想办法救治。

王孟英看到病人发作时，颧赤目垂，鼻冷，额头与下巴部位微汗，苔色黄腻，舌根纯红，口渴痰多，粥汤已不能下咽，脉至弦数，重按少神。综合四诊后王孟英辨证为"伏暑挟痰，阴虚阳越"，确实是一种颇为危险的证候。考虑到病人已届高年，正气衰微，当先扶正为主，药用苁蓉、鳖甲、川楝子、石斛、竹茹、贝母、燕窝、莲藕，先用两剂之后，颧红颏寒皆退。然后在上方中去掉竹茹、肉苁蓉，加入人参、竹沥、薤白、麦芽、枇杷叶、旋覆花，再连用三剂后，昏痉不再发生。于是对前方再作调整，去掉薤白、川楝子，加入生地、天花粉，连服五天，间日疟不再发作，饮食渐加，痊愈告终。

痊愈后，黄鼎堂非常高兴，也深为王孟英的高超医术所折服。事后他如实相告，觉得为母亲一开始没有请王孟英治疗而自悔。他跟王孟英说，其实，母亲开始发病并不是很重，因为当时疟疾正处于暴发流行时期，看到周围的许多人因为患疟疾而去世，他与弟弟很为母亲的病担心，于是商议延请名家医治。听了旁人介绍，请了多位当时有一定名望的医生为母亲诊治，名医的意见各不相同，有的用犀角地黄汤，有的用大剂温补，也有用小柴胡汤，但都获效甚微，眼看病情越来越重，最后才请来王孟英。只有王孟英用药与众人明显不同，从滋阴潜阳，清暑祛痰入手，没想到方药对证，效如桴鼓。黄鼎堂又说，当时他两兄弟看到王孟英的处方，还有些将信将疑，特地把处方拿给另一位儒医何新之看过。何新之是王孟英的朋友，在治疗温热病的思路上与王孟英的观点高度一致，也是王孟英参与各种疾病会诊时的盟友。他看了王孟英的处方，肯定并支持，这才使黄鼎堂兄弟放心使用。

王孟英知道后，为黄鼎堂兄弟在关键时刻做出的正确选择而高兴，更为盟友在危急时刻对自己的大力支持而感动。王孟英胸襟开阔，从不居功自傲，他对黄鼎如说，你母亲的病得以救治，何新之功不可没。这也是他良好医德的体现。

七十二、酷暑如焚　施药济人

道光二十九年（1849）夏天，吴越地区连续下雨整整一月，水势泛滥成灾。到了八月份，又遇酷暑如焚，居民因暑热患温病者极多，且以湿温为主，时令使然。有一位绍兴人沈小园，在家时已感湿温，当地医生也已经以湿论治，仅以常规治湿之法，用了平胃散数帖，稍有好转，便返回杭州。岂知病人湿从热化，病情反复而且较前更重。刚到杭州这一天，就出现壮热昏狂，因温热病演变极快，证情迅速出现危殆之象。旅店老板吴仲庄看到这一情况，赶紧请来王孟英诊治。

王孟英了解病史后，再结合症状，脉滑实而数，口大渴、小便赤，大便流稀，知道是湿温病热甚所致，前面医生治疗方案正确，只是清热之药没有用足而已，便在前方中加入石膏、大黄，让病人大泻几次后，第二天便壮热退尽而愈。

老板吴仲庄亲眼见到王孟英药到病除的神奇疗效，想到近段时间类似病人特别多，便恳求王孟英给他提供一张好的方子，以便遇到紧急病人时施救。对于这样的请求，王孟英从不保守，一向慷慨提供方便，他所写的《简便方汇编》就是为了急需者查阅。考虑到这次温热病的特点以湿温为主，王孟英首先想到的是叶天士的两张丹方，甘露消毒丹和神犀丹，是治疗湿温、暑疫最为稳妥之成药，前者以治气分为主，后者以治营分为主，两方配伍基本具备针对湿温病的各种症状，即使出现变证也能应付，在紧急情况之下，一时又找不到医生，可以暂时应急，尚可通融。王孟英把这两张处方推荐给吴仲庄还特地关照，根据五行六气司天在泉推算，今年将出现奇荒，明年必定会有奇疫。因为王孟英精通《易经》，判断往往很准确。

王孟英又考虑到病人使用甘露消毒丹时，看到"甘露"两字会误以为是大寒之品，会有所顾忌，"消毒"两字又容易让人误解成治疗外科之证，因此把这张处方的名字改为"普济解疫丹"，使病人更易接受。这就是王孟英"普济解疫丹"的来历，其实就是叶天士的一张丹方。

虽然方名已被王孟英所改，但配方并不窃为己有。他在著作中特地作了说明，并注明普济解疫丹是叶天士先生所定，并著录全方，制定了常用剂量，以方便使用，即飞滑石十五两、绵茵陈十一两、淡黄芩十两、石菖蒲六两、川贝母五两、木通五两、藿香、射干、连翘、薄荷、白豆蔻各四两。

处方下面王孟英又作了详细注解："此治湿温时疫之主方也。按《六元正纪》五运分步，每年春分后十三日交二运征火旺，天乃渐温，芒种后十日交三运宫土旺，地乃渐湿。温湿蒸腾，更加烈日之暑，铄石流金，人在气交之中，口鼻吸受其气，留而不去，乃成温热暑疫之病，则为发热倦怠，胸闷腹胀，肢酸咽肿，斑疹身黄，颐肿口渴，溺赤便秘，吐泻疟痢，淋浊疮疡等证，但看病人舌苔淡白，或厚腻，或干黄者，是暑湿热疫之邪尚在气分，悉以此丹之立效。"

王孟英提供的另一张方子是神犀丹，方药组成为犀角尖磨汁，石菖蒲、黄芩各六两，直生地冷水洗净，浸透，捣绞汁，银花各一斤，如有鲜者，捣汁用尤良、粪清、连翘各十两，板蓝根九两，无则以飞净青黛代之，香豉八两、元参七两、花粉、紫草各四两。

制作方法为各药生晒，切忌火炒。研细，以犀角、地黄汁、粪清和捣为丸，切勿加蜜。如难丸，可将香豉煮烂。每次用三钱，凉开水化服，小儿用半丸。

处方下面，也有王孟英详细自注："温热、暑疫诸病，邪不即解，耗液伤营，逆传内陷，痉厥昏狂，谵语发斑，但看病人舌色干光，或紫绛，或圆硬，或黑苔，皆以此丹救之。"因为是施药救人，王孟英把处方的药物组成、常用剂量、制作方法、使用方法写得很详细，这在王孟英著作中很少见到。

这一年，吴仲庄与一些乐善好施的热心人，遇到孤旅独居或家贫无能力治病者，依此良方施送救人，救活了不少病人。

七十三、清暑解热　即顾元气

在治疗温热病过程中，遇到暑疫、湿温重证时，往往是邪盛正衰之时，实证与虚证交织，病人的临床表现极易被各种假象掩盖。王孟英曾遇到一位叫陈蕴泉的病人，突然昏迷谵语，被病家连夜请去急诊。

王孟英看到病人时，脉象极为滑数，舌苔黄腻。因为是王孟英的老病人，对其身体状况颇为熟悉，知道其平素体质虚而多痰，这次发病兼感暑热，故对病家说，不用紧张，无大碍，仅用了一剂清解药，便热退神清。既而病人又继发疟疾，但脉象平和，这时家人有些惶恐疑惑，不知下一步究竟该如何治疗？家人中有人觉得其素体虚弱，不应再用凉药，须用人参之类补其虚。

王孟英则坚持己见，请家人不必担心，并说中暑之人脉象极似虚脉，加上病人痰阻于肺，呼吸不调，又与气虚短促者相似，所以从表面上看起来很像虚证。病人平时本是气虚体质，热象易被虚假所迷惑。但有病必先去病，况热能伤气，清暑热即所以顾元气。学生凌九峰在旁补充道，暑证治疗大多数医生不明白这两层意思，古代名医虽然也有论及，但没有这样清晰分析。

儒医何新之是病人的朋友，当时也在场，听了王孟英一番分析，觉得很有道理，也同意王孟英的治疗方案。病人听了王孟英的一番话，便放下了心中的疑惑。于是王孟英连续用了几天白虎汤加减，顺利治愈。

另一位病人叫姚禄皆，因在金陵遇大水，感受湿邪，回杭州途中，又因旅途酷热患感。一位顾姓医生以外感湿邪治疗，用了桂枝葛根汤，岂知三帖用过后，未见好转而且愈发严重。杭州另一位儒医赵笛楼看过后，认为不应以湿为主，现已湿而化热，当以治热为先，于是用清解法数日，病人还是没有好转，反而遍身出现蓝斑。在温病中出现蓝斑是一种预后很不好的征兆，为热毒极盛之象。赵迪楼不敢再应诊，向病家推荐了王孟英。

王孟英看过病人，了解病史后，眼下脉细数而体瘦，知道平素乃阴虚体质，热邪又因用了祛湿清解等药而更加猖獗，营液得温燥之剂而日趋干涸，斑色发绀，病确是危险万分。于是先投大剂石膏、知母、白薇、栀子、青蒿、丹皮、竹叶、竹沥之药以通溲，再调服神犀丹，三剂后，大便泻如胶漆，斑色渐退，但出现昏狂遗溺，大渴不已，病情虽有好转，但依然严重处于危险之中。但王孟英对自己的诊断和治疗很有信心，仍用前方，只不过把神犀丹换成紫雪丹。再是三剂后，热退神清，但又出现语无伦次，犹如梦呓，病家以为疯癫之证。王孟英却依然非常镇定，他很清楚温病重证的演变规律，认为这是痰留包络所致，于是重新开了一张处方，用犀角、石菖蒲、元参、鳖甲、花粉、竹茹、黄连、生地、木通、甘草为主方，调服真珠、牛黄，用过后，病人渐渐安稳，再改用养阴之剂调理而愈。

上面两例病人都是温病中以湿温为先，但临床表现前者以气虚为主，后者以阴虚为主，表面上看都是虚证。王孟英在治疗上，前者以清暑热以顾气虚，后者以泻火热以存阴液，起到了殊途同归的效果。

七十四、千里承招　金溪救友

吴香酝是王孟英在杭州时的好友，道光二十九年（1849）调任江西金溪县令，到任后因水土不服，自这年春天开始感冒起病，断断续续，反复不愈，经过了夏天，再至秋天，病渐渐加重，人也日益消瘦。到了初冬，已卧床不起，凛寒善怒，耳鸣腰痛，卧即火升，乱梦纷纭，尽是兵戈相争之梦。当地医生已换过好几个，大多以补虚为主，而无丁点效果。半年来，只能躺在床上处理公务，身边的人心急如焚，无计可施，无奈只能写信回家寻求对策。在杭州的家人接到来信，忧急万分，大公子吴汾伯很有主见，与王孟英本来就熟悉，连夜拜访王孟英，叩求王孟英去金溪一趟。王孟英听说好友病危，二话不说，欣然应诺。第二天凌晨就随吴汾伯上路，一路飞奔，赶到金溪县署，已是仲冬最后一日了。

看到吴香酝，王孟英大吃一惊，一年多不见，怎么病得如此憔悴瘦弱？先给老友诊脉，脉象弦细，而左寸与右尺甚数，右寸关急搏不调，从脉象可知病得不轻。左寸数是热盛，病在心经，右尺数为虚火旺，病在肾，右寸关主肺脾，急搏不调即肺失通降，脾失健运，且病人颈垂不仰，气促难言，舌暗无苔，面色黧黑但口不渴。看完病人，王孟英陷入沉思，尽管病情复杂，但不忍看到好友就此一蹶不振，作为好友理应竭力图治。因吴香酝是进士出身，熟读经书，于医亦通大概，为此王孟英写了一篇极为精彩的医案，详细分析了好友起病原因、演变过程，也如实告知治疗的难度。

王孟英这样写道："病虽起于劳伤挟感，而延已经年，然溯其所自，平昔善饮，三十年来期必在醉，非仅外来之客邪，失于清解，殆由内伏之积热，久锢深沉，温补杂投，互相煽动，营津受烁，肉削痰多，升降愆常，火浮足冷，病机错杂，求愈殊难。既承千里相招，姑且按经设法。"于是开了一张处方，以石膏、知母、花粉、黄芩清热涤痰；青蒿、鳖甲、栀子、金铃子柔肝泄热；元参、女贞子、天冬、黄柏壮水制火；竹茹、旋覆花、枇杷、橘红宣中降气，加减出入为方，间佐龙荟丸直泻胆经之酒毒，紫雪丹搜逐隧络之留邪。服三剂后出现舌布黄苔，蕴热渐泄。服六剂后嗽减知饥，渴喜热饮，伏痰渐化。

经过王孟英的治疗，吴香畹恢复很快。八天以后，已能出堂讯案。十剂以后，凛寒始罢，足亦渐温，这是气机敷布渐趋通顺之故。到了十二月十五那一天，能出署行香。旧时有"行香"之风俗，每到春始初一或十五，县令率衙门文武官员，戴冠乘舆，鸣锣开道，到各庙宇行香，以显威仪。

到了来年开春，乱梦不再，入夜也能安寐了。立春之时，已能正常参加衙门前的大型东郊迎春活动，审理原来留下的大量积案，也没有觉得有疲劳的感觉。春节期间各处贺岁拜年，已经恢复如常。然后王孟英再开了一张调理方，用西洋参、生地、麦冬以充阴液，银花、绿豆、雪羹化其痰积，一直调养至春节假期结束，则起居如旧，各恙皆瘥。

七十五、一纸尺牍　觅得知音

就在王孟英完成吴香畹的治疗，准备回杭州之际，邻近金溪的宜黄县县令杨照藜得知王孟英就在邻县，大为欣喜。他一直以来都非常崇敬王孟英，心想何不趁此机缘，邀请王孟英来一趟宜黄，一则可以请他为夫人治病，因为近段时间以来，杨夫人身体不好，自己已为她治疗多次，疗效不好；二则可以借此认识这位神交已久的名医，因杨照藜早年读过王孟英的《霍乱论》，正好可以与他商讨医学。

于是杨照藜修书一封，请自己的幕僚吴子和送到金溪，呈给吴香畹，表达了想延请王孟英屈尊来一趟宜黄的心愿，信中除表达对王孟英的仰慕之情，主要还写了其夫人久治不愈的病情。而此时的王孟英为了给吴香酝治病，已经在金溪待了一个多月，因家中母亲身体不好，想急于返杭，坚辞不去宜黄。但王孟英还是给了个人情，根据杨照藜来信中所述杨夫人的病情，写了一篇案情分析，并开了一张处方。

杨照藜本为进士出身，儒医兼通，学问精深，吏治有声。王孟英这篇医案写得极为精彩："细阅病原，证延二十余年，始因啖杏，生冷伤乎胃阳，肝木乘虚，遂患胁痛挛掣，身躯素厚，湿盛为痰，温药相投，是其效也。驯致积温成热，反助风阳，消烁胃津，渐形瘦削。而痰饮者，本水谷之悍气，缘肝升太过，胃降无权，另辟窠囊，据为山险。初则阻痹，血亦愆其行度，积以为瘀。前此神术丸、控涎丹之涤饮，丹参饮、桃核承气汤之逐血，皆为杰构，已无遁情。迨延久元虚，即其气滞而实者，亦将转为散漫而无把握矣。是以气升火浮，颧红面肿，气降火息，黄瘦日增，苟情志不怡，病必徒发，以肝为刚脏，在志为怒，血不濡养，性愈俏张。胃土属阳，宜通宜降，通则不痛，六腑以通为用，更衣得畅，体觉宽舒，是其征也。体已虚，病似实，虚者虚于胃之液，实者实于肝之阳。中虚原欲纳食，而肝逆蛔扰欲呕，吐出之水已见黑色，似属胃底之浊阴，风鼓波澜，翻空向上，势难再攻。承示脉至两关中取似形鼓指，重按杳然。讵为细故，际此春令，正鸢飞鱼跃之时，仰屋图维，参彻土绸缪之议，是否有当，仰就斤绳。"

写完医案，王孟英还附了一张处方：沙参八钱、鲜竹茹四钱、川椒红二分、乌梅肉六分、茯苓三钱、旋覆花二钱、金铃肉二钱、柿蒂十个、仙半夏一钱、淡苁蓉肉一钱五分、吴茱萸炒黄连四分、冬虫夏草一钱五分。另用炙龟板、藕各四两，漂淡陈海蜇二两，凫茈一两，赭石四钱，先煮清汤，代水煎药。写好回信，开好药方，时间已到了正月十四日，幕僚赶紧带回宜黄，两天就送到杨照藜手上。

饱学经纶的杨照藜看到王孟英的医案，写得如此详细精辟，分析病因病机又如此精确到位，叹为神奇，欣喜如狂，庆幸这次真是遇到了一位能洞察脏腑的神医,这样好的机会岂肯轻易放弃,一定要请王孟英亲自来一趟宜黄,那么夫人的病就会有痊愈的希望。于是连夜准备舟舆,派专丁持函再请,恳求王孟英暂缓归期,先来宜黄一趟,并请吴香酝再次为之陈情。吴香酝碍于幕僚间的情谊,只能劝王孟英去一趟,并派自己的四公子同行护送。因盛情难却,王孟英只好动身前往宜黄。

王孟英的这次宜黄之行,不仅治好了杨夫人长达二十余年的痼疾,也与杨照藜结下了很深的友谊,两人从此成为至交。一直到太平天国战乱,王孟英到了上海,杨照藜到了安徽投奔曾国藩,才失去了联系。

七十六、与人规矩　非与人巧

王孟英的学生沈宗淦在随师侍诊时,看到老师治疗一例被前医误诊的外感案例,很有感触。他百思不得其解,为什么一例普通的外感案例,治疗不当,变证蜂拥时,王孟英却能如定海神针般力挽狂澜?

患者是朱谆书的夫人,因外感先由吴姓医生用了解表药后,出现全身赤疹,神情昏滞。又换了一位叶姓医生,对朱夫人平时颇为了解,知其有耳聋目障之证,本为阴虚体质,现在又出现赤疹、神昏,应该是阴虚热盛之象,改用犀角地黄汤,岂知两剂以后,出现遗溺痉厥,便不敢再治。

于是经好友石北涯推荐,请来王孟英救治。王孟英仔细观察了病人,虽然形瘦阴亏,邪易扰营,幸好不是湿盛之体,尚可设法救治。但病人目前心下拒按,呃逆便秘,应是痰热阻滞气分,如误服升提之剂,往往易成结胸之证。吴姓医生用解表之剂,恰恰犯了提升之忌;后来方中用的地黄药性滋腻,此类患者当为禁药,叶姓医生用犀角地黄汤又犯了明显错误。因看病时有学生在场,王孟英分析病情尤为详细。王孟英接着说："现在的医生临证不仔细详审，很好的方子，往往用非所当，导致药不对症而变证蜂起。在今年所见的各种败证中，我每次见到神志尚未全昏，大便并不闭结，但胸前痞结，不可救药而死者，往往是误用升提之剂，或滋腻之药过早使用所致的。"王孟英说这话时，石北涯也在场，听后很有感触，便转而对王孟英的学生说，难怪王先生用犀角地黄汤每能获得奇效，而他人用时则偾事甚多，这就是能"与人规矩，不能与人巧"的道理吧。王孟英点头应诺。

分析完病情，王孟英便开出处方，以犀角、元参、竹茹、贝母、旋覆花、栝楼、枇杷叶、紫菀、白前、石菖蒲为方，并调服紫雪丹。两剂后呃逆已止，神志渐清，但出现咽痛口渴。第三天，王孟英对前方作了调整，去掉紫雪丹、白前、石菖蒲，加入射干、山豆根、知母、天花粉，并用锡类散吹入咽喉部。两日后咽喉不疼，胸次渐舒，疹隐热退，再改方，去掉犀角、紫菀、射干、山豆根，加入银花、栀子、竹叶、海蜇、凫茈，服后眠食渐安，唯大便不解已久，但腹部并无压痛不适，王孟英认为是体虚所致，不必强通，用肉苁蓉、麻仁、当归、生地等药调理后，大便自然而解，不久病人安然康复。

还有一位高年老妇人，也是仲夏患外感，也因为初诊不能详细辨证，出现变证后经王孟英救治而愈。学生沈宗淦记录了这一案例。病人感冒之初，医生认为是外感湿热，用了升散香燥之剂，出现大便泄泻，遂怀疑高年气陷，改用健脾益胃之剂，岂知出现气逆神昏，汗多舌缩危象。前医已告不治，嘱家人准备后事，病家心有不甘，改请王孟英救治。

王孟英看过病人，诊其脉象洪数无伦，右尺更甚，病虽极重，但尚有救。于是用大剂犀角、石膏、黄芩、黄连、黄柏、知母、天花粉、栀子、石斛、竹叶、莲心、元参、生地之药，另加冷雪水调服紫雪丹（古代大户人家大多备有雪水，以备急需），不停灌服，连续一昼夜，至凌晨，舌能出齿，但喉舌赤腐，咽水甚痛。于是第二天去掉三黄，加入射干、山豆根，并吹入锡类散。三天后，脉证渐和，能吃粥，再改用甘凉和缓之剂，十天后解出坚硬黑便而愈。

七十七、急救阴液　终获生机

汤西塍年逾花甲，外感初起就出现遍身肤赤，满舌黄苔，伴有头痛腰痛，便溏溲赤，病势颇重。儒医何新之是病人的亲家，一看症状很凶险，怕转为危证，立即建议请王孟英治疗。

王孟英以脉细而软，知是阴虚劳倦体质，又感受湿温毒浊之邪，治疗必须在清解之中寓存阴之意，以犀角、羚羊角、茯苓、竹茹、银花、连翘、桑叶、芦苇、通草、兰叶为方，用冬瓜煮汤煎药。服用一剂后，病人突然出现遍身赤疹，左侧眼包浮肿，右臂酸痛不能举起，耳聋神情不清等证。王孟英又在前方中加入元参、丹皮、菊花、栀子、桑枝、丝瓜络、石斛、竹叶，急煎后调入神犀丹服下。因皮肤赤疹有溃疡之势，王孟英又请了一位疡医会诊。疡医也认为是湿热之盛所致，建议加入木通，以增加通淋渗湿作用。但服用后，病势依然没有缓解，而且脉更细弱，神志不清，饮食不进，小便涩痛难下。

在这样的情况下，何新之以为亲家这次恐怕是凶多吉少，难以挽回了。他与王孟英商量，究竟还有没有治愈之希望，以便病家早作准备。王孟英认为只要急救阴液，尚有转机，急用复脉汤去姜、桂、麻仁，把原方中人参换成西洋参，加入知母、花粉、竹叶、甘蔗汁，频频灌服。结果一剂后神志复苏，脉起有力，第二天再服一剂，黄苔褪去，能知饥食粥；第三天续用后，身凉小便通畅；又连用至六天后，赤疹脱尽，安然能眠，已经恢复如常。

这一病人的治疗过程，前几天与后几天效果截然不同，惊吓不小。事后，何新之问王孟英，前阶段的治疗救阴与清热同用，为何阴不能复而热毒更甚？后阶段的治疗，以存阴为主并未用清热之药，反而以甘柔滑腻之药，能热清湿去？何新之问在了关键点上，而王孟英的回答也很专业，他说："阴虚内热之人，蕴湿易于化火，火能烁液，濡布无权，频灌甘凉，津回气达。徒知利湿，阴气先亡，须脉证详参，法难执一也。"这是一次考验医生应变能力的实例，在救阴清热同时治疗无效的情况下，王孟英能结合临床，脉诊合参，随机应变，病变药变，灵活处置，这也是王孟英在治病时往往能高人一等，获取神效的原因。这一病例，如一直按前阶段方法治疗，原则上并没有过错，但结果很可能达不到效果，如放弃治疗，结果不治，王孟英也无须承担责任。但王孟英的个性就是不轻言放弃，力求图治，最终救回了汤西滕的性命。

七十八、先调升降　辨证为要

王孟英治病，注重升降气机，疏通经络，所谓以通运为先，是其临床治疗特色之一。一般的体虚患者，只要有湿、热、痰、瘀症状表现的，他一定是以清、解、化、逐为主，先去其邪，然后再补虚。学生沈宗淦见证了多例治疗成功的验案，下面两例颇为典型。

患者潘肯堂夫人，年三十岁，仲冬患气喘，喘而自汗。喘证大多属于重病，所谓喘无善证，何况喘而自汗，更属于危证之类。患者之前已经过多次治疗，病情无丝毫好转，并且日益加重，何新之也曾看过，已判断为不治，嘱病家再请王孟英断定。

王孟英先看脉象，两气口之脉，皆呈虚促。气口脉象为肺经所主，但是王孟英分析，脉虽呈虚促，但肺为痰壅，气不流行，此时的虚脉并不是真实病情的反映。况且病人年仅三十，与高年气喘有别。王孟英再从了解的病史中所知，患者平时善食，病又起于急性，加上苔腻痰浓，尽管从表象上看有足冷面红、不饥、不寐、自汗等证，也是由于痰阻枢机，有升无降所致。因此王孟英开出处方：石膏、黄芩、知母、花粉、旋覆花、赭石、栝楼仁、通草、海蜇、竹沥、莱菔汁、梨汁，一剂下去，证见好转，三剂以后，气喘已平，前方减去石膏、赭石，加入元参、杏仁，待痰嗽之证痊愈，然后再用沙参、地黄、麦冬等养阴之品，以滋阴补虚善后。

另一例是沈宗淦原先的老师赵菊斋先生，年逾花甲，因一次旅途奔走之劳，痔疮发作，肛门外翻，小便不通，痔科医生建议用补中益气汤及肾气丸治疗，征询赵菊斋自己意见。赵菊斋想听听王孟英的意见。

王孟英按其脉软滑而数，苔色腻滞，知他平时喜饮，本是湿热内蕴之体，又因奔走过劳，邪乃下注，想要强忍肛门下坠之势，导致膀胱气阻，才出现小便苦涩不通，既不是肾火真衰，也不是清阳下陷，因此肾气丸与补中益气汤都不合适。听完王孟英的分析，赵菊斋佩服极致，感叹说："论证如见肺肝，虽我自言，无此明确也。"于是放心请王孟英开方，方用车前子、通草、乌药、延胡索、栀子、橘核、金铃子、泽泻、海金沙，先调膀胱之气化而渗水，服用后小便先通。然后改用防风、地榆、丹皮、银花、荆芥、槐蕊（即槐花）、石斛、黄连、当归，后治痔漏，以清血分之热而利湿。服用后肛痔渐平。

事后沈宗淦与赵老师说，如果没有王孟英的精确辨证，而服用升提温补之方，则很可能气愈窒塞，浊邪上行，你又在高年，演变成危证是极容易的。赵菊斋听后频频点头称是，王孟英补充说："故辨证为医家第一要务也。"

七十九、忌投温燥　宜予轻清

儒医顾听泉是当时杭州德高望重的名医，也是王孟英的重要盟友之一。因体丰色白，平素患有痰饮证。道光三十年（1850）冬天，因感风寒而发病，晨起必喘逆多痰，颇有气虚之象。身边的朋友大多认为是气虚痰饮，须用温药益气化痰。顾听泉先自用了疏解之剂清解外感，但效果不显，病有加重的趋势，便邀请王孟英诊治。

王孟英脉诊为先，左关弦，寸滑如珠，尺细而干。左关主肝胆，弦为郁热，左寸滑如珠，则说明痰热已盛，左尺细而干，则预示肾阴不足。王孟英再结合舌诊，发现舌尖甚绛，凭此可以判断是真阴所亏，水不涵木，即所谓肾水不能滋养肝阴，导致风阳内炽，搏液成痰，又加上平素谋虑操持过度，心阳易受干扰，心火过旺则肺金受损，肺之调节功能失常。尽管舌苔还是白色，但明显干涩，热像虽不明显但眼睛红赤，在这样的情况之下，应切忌温燥之剂，宜予轻清宣泄之药。好在顾听泉自己治疗时已经避免了这一类药，仅以疏解之方为主，尚未酿成祸害。

因是好友又是名医，王孟英阐释医理结合症状，分析既深刻又到位，顾听泉听得心服口服，便请王孟英开方。王孟英当仁不让，开出一方，以元参、石斛、栀子、竹茹、旋覆花、蛤壳、贝母、枇杷叶、竹叶、兰叶、莲心为剂，三剂以后，各证遂安。此时，顾听泉尽管身为名医，也不落俗套，以为自己平素气虚，适当用些补药应该不会错，于是擅自在方中加入党参、枸杞、当归等补气养阴之药。岂知，用药后，即出现火升气逆，渐至语言支离，气微无力，溲频自汗，只好连夜再请来王孟英。

王孟英按过脉象，已见虚促不调，病有危象，这是用了滋补之药引发的心肝之阳不和，肾中真阴欲绝的征象，赶紧开出一方，用牡蛎、龟甲、鳖甲、女贞、旱莲、元参、甘草、小麦、竹叶、莲心，以和心肝之阳，而平龙雷之奋。龙雷之奋指肾阳虚亢。一剂以后，病情立即缓和。几天后因劳作又有复发之势，王孟英继续用轻清之剂。岂知两剂以后，顾听泉因他事怫怒烦心，肝阳再次上亢，突发颧红目赤，左耳时聋，夜不成眠，神情烦躁，第二天陡然大汗湿透衣衫，大有阳气欲脱之象。因信任王孟英，再次邀其前来诊治。

王孟英依然以脉断诊，因其脉极弦数而细，仍然判断为阴虚阳越，与顾听泉说，千万不可误认为是阳虚欲脱之证，而妄用附子、肉桂之类，否则危险立至。顾听泉表示认可，便请开方。王孟英立即用大剂旱莲草、女贞子、天冬、麦冬、鳖甲、龟甲、元参、丹参、人参、黄连、童溲，一剂下去，诸证平息，然后再给予多剂育阴清肝之剂善后而获痊愈。

对顾听泉发病治疗的整个过程，王孟英自始至终没有被假象所迷惑，跳出古人"肥白之人多气虚"以及"痰饮须用温药和之"的常规思路，除后来再次发病有危象之时用了较为大剂外，其他几次开方都以轻清宣泄为主，这除了平时对好友身体状况比较熟悉之外，对疾病本质的把握也是非常重要的一环。

八十、肯服吾药　不日可愈

一位叫韩贡甫的老人，脚上患了冻疮，并发溃疡，请疡科医生治愈后，出现大便下血，渐至腰背疼胀，所请的医生以益肾治虚为主，药用温补，病丝毫未见好转。拖延至仲春时节，出现寒热时作，渐渐卧床不起，医生束手无策，已告不治，嘱咐家人准备后事。

韩贡甫的亲家觉得老人病不至死，不应该放弃，建议请王孟英来看看。王孟英应邀来到后，见病人脉象弦缓而涩，舌苔黄腻，小便赤色，精神软弱，不思饮食。看上去似乎病入膏肓，但王孟英并不觉得，反而认为是由于患者长期服用温补之剂造成的伤害，便对病家说："此药病也，良由气机郁滞，湿热不清，补药乱投，病渐入血，然犹自寻出路。"病人在初起之时出现大便下血，便是这个原因，可惜初诊医生并没有明白这个道理。他给病家分析："乃医者不知因病而下血，不治其病，徒涩其血，则气机愈窒，营卫不通，寒热不饥，固其宜也。"病家听后觉得王孟英很了不起，能把整个病情的发展演变过程看得如此透彻。王孟英继续分析，到了这个时候，当病人出现寒热不饥时，便认为病人即将土败阴亏，即脾肾两衰，又立即用了脾肾两补之法，结果是药力愈猛，病势愈危，最终束手无策，便告不治。

病人的兄长是一位读书人，自然能听懂王孟英对病情的分析，既精辟又无懈可击，大为折服，于是问王孟英，那你认为我兄弟的病还能否有救。王孟英的回答很爽快，说道："若我视之，原非大病，肯服我药，不日可瘳。"既然王孟英说得这么轻松，病家当然同意让王孟英放手治疗。

于是王孟英开出一方，以海蜇莱菔汤煎芦根、厚朴、丝瓜筋、通草、白薇、栀子、楝实、竹茹，用海蜇莱菔汤煎药是王孟英的独创。这是一张很普通的处方，王孟英并没有用平常急救时的大剂、重剂，而以清疏为主，但是这张看似很平常的方子，仅用了三剂，病人寒热不作，胃渐知饥。用了十天，便血已止，小便澄清，各种症状随之消失，之后再改用清养之剂调理，病人完全康复。

八十一、精思巧妙　法奏神效

王孟英平时治疗疾病，遣方用药极为简洁，很少用大剂重剂，选择药物能简则简，不会无端增加病家负担。

当然，用药简洁，需要有对疾病本质的深刻认识，更需要有对药物性能功效的准确把握，王孟英的朋友赵迪楼把这一特点归纳为"精思巧妙"。

一次，王孟英刚出生三个月的儿子，随自己父母去皋亭山扫墓时感受了外邪，第二天回家后，孩子出现微热音哑，彻夜啼哭，并伴有肌肉搐搦。孩子母亲很紧张，因为这是她为王孟英生了四胎后的第一个儿子，王孟英又出诊在外，便专门找了一位儿科医生看病，认为是外邪又兼客忤。"客忤"旧时指婴儿神气未定，到了野外遇见生人或闻到异声，或见到异物受了惊吓所引起，常会惊恐啼哭，面色变异，如再与外感风邪相合，累及脾胃而受纳失调。果不其然，不久王孟英的孩子开始停乳，看起来病情很重，儿科医生用药也很庞杂。

王孟英早上出门时，觉得儿子的病无甚大碍，所以对夫人请儿科医生一事并不知情。下午回家后，夫人给他看了药方，王孟英再看了儿子的病情，依然觉得无妨，跟夫人说，不用去配药，买三枚蚱蝉回来煎汤给儿子饮服即可。夫人遵嘱买回后立马给儿子煎服，果然，服下即愈。价廉效好的三枚蚱蝉，竟然治好了被专科医生视为危证的重病。蚱蝉是一味常用中药，味甘性寒，归肺、肝经，有疏散风热、透疹止痒、息风止痉，退翳明目之功能。为儿科要药，既能散热又能镇惊、镇痉，对治疗小儿肝经风热、烦躁不安、惊痛抽搐有特殊功效。只要治疗对路，中药的疗效就是如此神奇。王孟英的好友赵迪楼知道这件事后，感慨地对王孟英的学生说："用药原不贵多而贵专，精思巧妙，抑何于此极耶！然即古之奇方也，今人不能用，而孟英每以此法奏神效。"要求学生好好学习王孟英的临证经验。

八十二、无须一月　即可痊愈

嘉兴朱生甫是王孟英的好朋友，一次他的儿子朱仲和患了疟疾，寒少热多，呕渴痞闷，专程从嘉兴来到杭州请王孟英诊治。

朱仲和患疟疾多年，几乎每年都会发作，出现的症状大略相同，每次发病都广请名医治疗，但总不能彻底，多年以来，身心备受其苦。这次听父亲介绍，专程来到杭州，他问王孟英："听说先生疗疟如神，不知道能否把我的病在一月之内治愈？"语气充满期待。

王孟英认真了解了他的病史，很轻松地回答道："你为什么把期限放得那么宽？我尽管不是神医，但治疟疾无非就是寒、暑、燥、湿、风五气感于人，重则为伤寒，轻则为疟疾。而今你所患的是暑湿之疟，只要清其暑湿，旬日可愈。"听到王孟英说十天便可治愈，朱仲和将信将疑，反问王孟英，既然先生说得那么轻松，那为什么以前每次发作，治疗的效果都不尽如人意？

王孟英给他分析病机："以前治疗反复不愈，导致病情缠绵多年，是因为没有分清五气侵犯身体的源流，只是见疟治疟，套用小柴胡汤通治风疟之法，这也是当下大多数治疟的通病，以至于暑湿之邪滋蔓胶着，难以治愈。"因为王孟英见过太多的疟疾病人，也治愈过许多病人，在他看来，疟疾并不是难治之症。

朱仲和听完王孟英的分析，心情轻松了不少，赶紧请王孟英开方。王孟英笑笑说，我送你一张清暑化湿汤，你只需放胆服用，不必与他人商量。王孟英之所以这样说，是担心他把处方拿给其他医生看，怕那些对五种分型把握不准的医生，只知道拘泥于少阳正疟以小柴胡汤为正宗的治法，带来无谓的争执。朱仲和连说"知道，知道"。

王孟英给他开了一张处方，用石膏、杏仁、半夏、厚朴、知母、竹叶，仅六味药。因为是朋友的儿子，又专程从嘉兴赶来，病本不重，王孟英甚至没有收费，把处方送给了他。结果只用了八剂，不到十天便获痊愈。朱仲和佩服其神奇，在自己痊愈以后，又介绍了一位朋友，请王孟英为其治疗，这位朋友也是患疟疾多年未能治愈。王孟英看过病人，症状稍有不同，以脉数舌绛，热炽寒微为主，为素体阴亏，暑邪为患，并不挟湿，用药与朱仲和处方略有不同，以元参、青蒿、白薇、丹皮、黄菊花、知母、花粉、银花、竹叶、栀子，服用后，病情明显减轻，再去掉青蒿、丹皮，加入生地、甘草，几天后便痊愈了。

同是治疗疟疾，两张处方完全不同，前者以暑湿致病，治疗以清暑化湿为主；后者以暑邪伤阴，治疗以清热养阴为主。王孟英精确掌握五气学说分证论治，辨证精确，用药对证，多年顽疾仅以几天之内即告治愈，其治疟如神的美誉也越传越广。

八十三、清化治疟　其效如神

王孟英治疟如神，早负盛名，曾治石北涯儿媳，因患疟疾重证，命奄一息，仅用六剂而痊愈。当时人人皆称神奇，业内名医纷纷向他讨教，王孟英则说："见病治病耳，何异之有？然与见疟治疟，而治其所以疟者，固有异也。"这是一句非常有哲理的话，体现了王孟英治疗疟疾之所以能取得很好疗效的精髓。

咸丰元年（1851）夏秋之际，杭州疟疾流行，学生徐亚枝正随王孟英游学，其间记录了不少典型治疟案例。韩贡甫的弟弟患了疟疾，一位王姓医生以常规治疟方法用了柴胡、桂枝、姜、朴等药，疟势并未得到控制，儒医何新之知道其因药所误，经改用清解药也没见效果，恐变证蜂起发生意外，于是推荐王孟英治疗。

王孟英从脉象入手，脉数而右滑大博指，胸闷不堪，溲赤而渴，苔极垢腻。但王孟英并没有见疟治疟，而是用凉膈散去芒硝、甘草，合雪羹加厚朴、杏仁、石膏、半夏、石菖蒲。凉膈散方为芒硝、大黄、栀子、连翘、黄芩、甘草、薄荷、竹叶组成，王孟英去掉了芒硝和甘草；雪羹汤是王孟英的自创名方，由海蜇、鲜马蹄果组成。结果仅用四剂，频频下出宿垢，诸证减轻，再改用轻清之剂以涤余邪，不日便获痊愈。

就在同时，韩贡甫的夫人也患了疟疾，初起症状为肢麻且冷，口渴苔黄，头晕目眩，善呕、心烦不寐。王孟英认为这是暑湿为疟，千万不可用温散之剂治疗。当时为韩贡甫弟弟治病的王姓医生，却说夫人忌用凉药，给她开了一张以白术、厚朴、姜、椒等温散为主的处方，而病人家属认为用温药也许更合适韩夫人的身体，也乐意服用。岂知两剂以后，病人呕渴愈甚，经行提前，四肢终日不温，汗频出而热不休，病家只好邀请王孟英会诊。

王孟英看到病人时，发现脉象渐伏，已出现热深厥深的危象，便告诫病家，这样的情况之下，温燥热补之类切勿再用。但王孟英的建议受到前医的激烈反对，病家也将信将疑，又另请了两位张姓、黄姓医生会诊，正巧两位医生都是温补一派的医家，诊断为阴暑，用干姜、附子、六君子，加茱萸、桂枝、沉香等药，结果服用后，肢愈冷，而医生见肢愈冷则用药愈重，八剂后，血脱如崩，一命呜呼。学生徐亚枝记录这例反面案例，旨在说明当时王孟英推广寒凉一路治疗温热病，阻碍之大可想而知。

另一案例是徐亚枝原先老师赵菊斋的儿媳，因分娩后微寒壮热，小溲全无，恶露稍行，大便如痢，神烦善哭，大渴不眠，妇科医生见疟痢交作，不敢轻易下手，遂请王孟英会诊。王孟英以脉洪大滑数，便诊断为暑疟，不必治痢，以辰砂益元散加竹叶、银花、丹皮、木通、元参、丹参、莲秆，以大剂投入，三剂后各恙皆平。

王孟英治疟善用清化之法，均数剂即愈，同行及病家都称其神奇，纷纷向王孟英讨教。王孟英则说："医之不可为也。世人患疟，苦无凉药，缠绵不愈，习见不疑。余之治疟则不然，但专力治其所以病，故疟疾虽与伤寒同有五种之别，而受病究比伤寒为轻。苟治之如法，无有不数剂而愈者。"在治疗原则上，王孟英与同行分享经验一点也不保守。

八十四、有药治病　无药移情

一位读书人洪苏仲在一次乡试后，因为担心自己的考试题没写好，回到家里后整日闷闷不乐，数天后开始发热。医生以为暑热，治疗无效，渐渐发展为身倦困顿，懒语音低，神情恍惚，闭上眼睛便出现试题做错的地方，只见阅卷老师指责写得这么差，如何能中？也曾用过牛黄、犀角等清心开窍之剂，都不见效，于是病家请来王孟英。

王孟英看到病人时时出汗，不饥溺少，舌绛口干，切脉虚软而数，便对身边的学生说，这是心火外浮之证，古时有一位叫王损庵的医生曾对此病有过研究，只是现在很少有人看过这本书。王损庵即明代医家王肯堂，有《杂病证治类方》一书。因病人是要考举人的读书人，王孟英在为学生讲解时，也是说给病人听的。他又说道："心啊犹如人体中的明镜，因热邪内陷，袭入心包，则使心镜有了雾障尘蒙之象，也需要磨去才能重现它的明亮，这是属于实证。但现在病人所表现的症状是心阳过扰，火动神浮，如镜之铜质有被熔化的可能，治法又应该使它坚凝，这又属于虚证。"听了这样形象化的分析，学生大概也只是一知半解，病人更是一头雾水。

王孟英继续从医理分析，病人因为素体阴分亏虚，心营极易耗动，这次考试对功名过于看重，只怕名落孙山，其实病属于内伤，起初看起来似乎像外感，用药大忌发表，更禁寒凉，这恰恰是开始治疗时犯了禁忌，但看他的虚象，又不能用李东垣先生的补中益气之法，难怪医生看到这样的病人会有黔驴技穷的窘迫。一开始王孟英也觉得治疗用药有些无从下手,于是便对学生说,像这样的情况,可以采用"有药治病,无药移情",心病尚需心药医。他先不忙于开药,只是给病人一个疏导。对病人说,你自认考试文章没有写好而耿耿于怀,但你怎么知道你的文章一定不符合阅卷老师的思路,你认为写得不好的地方,也许正是他所欣赏的行文思路和风格,不就考中了吗?这样的例子历来多的是呀,更何况《易经》中本有"祸盈福谦"的道理。你难道没有看到每次考试结束,有些自命不凡之人,偏偏不中,反倒是有些自认为不行的人则意外录取,我看你这次未必不能中取啊。

听了王孟英的一番分析,病人茅塞顿开,心情也好了不少。此时王孟英觉得第一步的治疗已取得效果,便为他开了一方,以甘草、干地黄、麦冬、红枣、枸杞、盐水炒黄连、紫石英、龟板、龙齿、珍珠为方,服用后病人各恙渐安,仅半月而愈。到了秋天发榜,洪苏仲果然考取举人,他欣喜万分,写了一幅字送给王孟英:"药即神妙,而慧吐齿牙,竟成吉忏,仁言仁术,医道通仙,可于孟英信之矣。"这一案例,说明了心理疗法在治疗过程中的重要性。

八十五、病犹在卫　故可治也

翁延年是湘潭人,曾在江苏任知县,好美食,一次来杭州游玩,因患发热,先请了一位钱姓医生看过后认为劳倦内伤,用了补中益气汤,并未好转,反而有加重的趋势。又另请一位张姓医生诊治,认为是停食感冒,用了承气汤下之,连解几次黑便后,发热如故,又换成养阴清热之剂,热仍不退,而且出现不食不便、不渴不眠的重证趋势。后面医生看了连连摇头,说"攻补难施,已成坏证",婉言谢绝为其继续治疗。

翁知县的亲家孙诒堂是杭州人,知道王孟英擅长治疗温病时证,便请来王孟英。王孟英诊其脉涩数不调，神呆静卧，倦于语言，溺少苔黄，时时面赤。尽管症状看起来很重，但王孟英根据脉证判断并不是什么重病，便对翁知县和孙诒堂说："无虑也，卫分之邪失于清解，补中益气实卫锢邪，何异适燕而南其指乎？承气通腑，但能下其肠胃有形之物，不能散其卫分无形之邪，下后养阴，固是方法，然必表里皆和者，方可投之。卫气未清，徒增窒滞，枢机日钝，此神识之所以如呆也；升降失司，此出入之所以皆废也。"王孟英的分析非常精辟，从第一次医生用补中益气汤其实是用反了方向，第二次医生用承气汤所能下出外感之邪，但不能清卫分之热，再到第三次医生用养阴法，尽管不错，但此时病机已经转化，表里不和，升降失司，卫气不清用滋阴之药反使气机窒滞，枢机失常，才出现目前之症状。把整个过程解释得一清二楚。

"那按照王先生的意思，此病尚可治否？"孙诒堂焦急地问。王孟英轻松一笑，说道："延之虽久，病犹在卫，故可治也。"按照温病卫气营血的传递规律，邪尚在卫，说明还较为轻浅，治疗也比较容易。翁知县和孙诒堂听后便放心说，那就请王先生开方吧。

王孟英以苇茎、葱豉、黄芩、桔梗、栀子、栝楼为方，服一剂后，病人出现遍身赤疹，神气清爽。药后出疹，是温热病热邪外泄，病情向好的转机。病人精神状态明显好转，翁知县知道这次遇到了好医生，病已无妨，急请王孟英复诊。第二天，王孟英在原方上去掉黄芩、桔梗、葱豉，加入雪羹、莱菔、银花、兰叶，再服数帖后共解出黑矢二十余次，才苔退知饥，外邪已尽，脉和而愈。

这是一例看似重证，实则邪尚在表的外感轻证，王孟英仅以清卫泄热之法，轻松治愈。

八十六、如匙开锁　后学津梁

海宁藏书家蒋敬堂，在《王氏医案三编》中提供了一例王孟英为自己夫人治疗偏瘫的完整医案，共十一诊二十二帖。将半身不遂的中风病例完全治愈。蒋敬堂亲眼见证了每天一诊后所取得的神奇疗效，称为"投药如匙开锁，数日霍然"，整个治疗过程可以作为规范，而"垂为后学之津梁"。蒋敬堂因此抄录治疗全过程，交给王孟英的学生徐亚枝，请他收录在正在编辑的《王孟英验案集》中。

蒋夫人于咸丰元年（1851）十月，忽患头痛，偏左为甚，经治疗后未见好转，病延半月有余，头痛愈发严重，牵及颈项面颊，出现步行艰难，饮食下咽困难，继而舌强语謇，目闭神蒙，呼之不应，日夜沉睡如木偶。医生看过后认为舌苔发黑，用过犀角、牛黄、紫雪丹之类灌服，并不见效。蒋夫人的哥哥周雨禾知道后，跟妹夫说，这样的重证只能请王孟英才有希望救治了。于是蒋敬堂赶紧叫周雨和去请王孟英。以下便是王孟英救治蒋夫人的完整医案。

十月二十五日，初诊，真阴素亏，两番半产，兼以老瘁，内风陡升。病起头疼，左偏筋掣，旬日不语，二便不行，不食唇焦，苔黑边白，胸腹柔软，神气不昏，脉至弦缓，并不洪数。此非热邪内陷，乃阴虚痰滞机缄（指机关开闭）。宜予清宣，勿投寒腻，转其关键，可许渐瘳。方用石菖蒲、麦炒枳实、仙制半夏、盐水泡橘红各一钱，鲜竹茹四钱，旋覆花、茯苓、当归各三钱，陈胆星八分、钩藤五钱后下，竹沥一杯，生姜汁三小匙和服，苏合香丸涂于心下，以舒气郁。

十月二十六日，再诊，舌稍出齿，未能全伸，苔稍转黄，小溲较畅，羞明头痛，显属风升，咽膈不舒，痰凝气阻，本虚标实，脉软且弦，不可峻攻，法先开泄。前方去胆星、半夏、茯苓，加枸杞三钱，淡肉苁蓉一钱，栝楼仁五钱。

十月二十七日，三诊，舌能出齿，小溲渐行，神识稍清，苔犹灰滞，头疼似减，语未出声，脉至虚弦，右兼微弱，本虚标实，难授峻攻，开养兼参，庶无他变。前方去枳实、旋覆、钩藤、竹沥、姜汁，加参须一钱，麦冬三钱，远志七分，老蝉一对，淡海蜇一两，荸荠三个。

十月二十八日，四诊，稍能出语，尚未有声，舌色淡红，苔犹灰腻，毫不作渴，非热可知，脉软以迟，不食不便，宜参温煦以豁痰。前方去雪羹，加酒炒黄连、肉桂心各五分。

十月二十九日，五诊，苔渐化而舌渐出，语稍吐而尚无音，头痛未蠲，略思粥食，胃气渐动，肝火未平，久不更衣，脉仍弦软，徐为疏瀹，法主温通。前方去麦冬，加麻仁四钱，野蔷薇露二两和服。两剂。

十一月初一，六诊，连投温养，神气渐清，语亦有声，头尤左痛，苔退未净，大解不行，左脉微迟，法当补血，血充风息，腑气自行。前方去远志、石菖蒲、老蝉，加天麻一钱，白芍二钱，桑葚三钱。

十一月初二，七诊，脉已渐起，尚未更衣，浊未下行，且为先授。前方去天麻、桑葚，加牛膝三钱，生首乌四钱，柏子仁二钱。

十一月初三，八诊，虽已知饥，未得大解，肝无宣泄，时欲上冲，阴分久亏，岂容妄下。素伤思虑，肝郁神虚，脉软而迟，语言错乱。法当养正，通镇相参。前方去白芍、首乌，加紫石英四钱，砂仁炒熟地六钱，远志七分，石菖蒲五分。

十一月初四，九诊，大解已行，并不黑燥，肝犹未戢，乘胃脘疼，幸已加餐，可以镇息。方用参须、仙半夏各一钱，砂仁末炒熟地八钱，牡蛎六钱，紫石英四钱，归身三钱，枸杞二钱，淡肉苁蓉一钱五分，川楝肉一钱，酒炒黄连三分，桂心五分研调。三帖。

十一月初七，十诊，复得大解，苔退餐加，肝血久亏，筋无所养，头疼脘痛，掣悸不安，柔养滋潜，内风自息。前方去半夏、黄连、川楝肉，加炙甘草、橘饼各一钱，乌梅肉八分。四帖。

十一月十一日，十一诊，神气渐振，安谷耳鸣，脉弱口干，面无华色，积虚未复，平补是投。前方去桂心、橘饼、乌梅，加龟板六钱，麦冬、蒲桃干各三钱。十帖后汛至体康而愈。

这是一例非常珍贵的医案，由病家自己提供。整个治疗过程清楚详细，从王孟英入手治疗开始，病人中风偏瘫，经过每日加减处方，日渐好转，二十余天后完全康复，显示了王孟英高超的医疗技术。

八十七、一日三遇　皆无可药

咸丰二年（1852）四月十二日，王孟英携学生徐亚枝出诊，一日之内遇到三个病例，均以脉断病，认为是不治之症，必死无疑，后果如所言，堪称神奇。

第一个病例是在去朋友高石泉家吊丧时，顺便为高石泉诊了一次脉。见其脉忽现浮弦而空，便私下对其儿子说："尊翁之脉，颇有可虑，子其慎之。"因其父当时并没有觉得什么不适，并不在意。几天后，高石泉因患痰嗽，酷似伤风，也并未引起重视，就近请了一位冯姓医生看了一下，开了一副解表疏散药，次日出现便泻，又用了一剂清解药，第三日病人开始痰升气逆，自觉唇肿不能啜饮。这时儿子才想起早些天王孟英曾告说过的事，赶紧来请王孟英，希望能救救父亲。王孟英赶到后高石泉脉已如蛛丝过指，舌色晦暗无津，气已无出无入了。只能一声叹息，对其儿子说，令尊已经"阴既脱于下，阳将脱于上，莫可救药矣"。高石泉次日凌晨便去世。

事后王孟英跟徐亚枝说："伤风虽小恙，但该病人高年本来阴亏于下，早些天已见脉浮弦而空，稍有不慎便可有危险，再是这次伤风后用了升提发散之药，导致戴阳上浮，而终成绝证。"

第二例是朋友孙书三的儿媳，前期因妊娠早期不想生产，服过堕胎药无效，这次产后三天，突发寒热，兼腹痛腹泻，所下皆黑便，而小溲不行。妇科医生以产后血瘀治疗，用回生丹等药，腹痛腹泻有所好转，只是寒热依然发作。到了第八天，家人请来王孟英诊治。王孟英看到病人神气颇安静，苔色黄腻不厚，胃略知饥，但脉诊时发现脉象有静中一跃之形。正在疑惑之际，为其治疗的妇科医生也到来了，王孟英跟他说右脉脉象怪异，病情恐有骤变。妇科医生也按了一下脉象，却说脉象与昨天相比已经好多了，不必担心，不会有变。既然这样，王孟英也只能唯唯而退，不好再说什么。病家送王孟英出门，王孟英告说其家人，你家夫人元气已经大伤，千万不要再用峻猛之剂，然后告别。第二天，果如王孟英所料，妇科医生依然以回生丹为主活血化瘀治疗，病人服后则腹大痛而亡。

第三例是书商陈南桥，前几天因患冬温，病情发展很快，出现谵语不眠，医生用了清解之法后，热是退了，但忽然不能说话，病家赶紧请来王孟英。

王孟英赶到病榻前，看到病人盘腿坐在床上，面无病容，两目开阖自如，呼之不闻不答，没有什么反应。按脉后发现左寸细数无伦，尺中微细如丝，知道情况大为不妙，这是肾阴素伤，心阳过扰，阴水下竭，真火将熄的征兆，纵有神丹，也不能接续了。王孟英如实说出病情。因陈南桥是书商，旁边有赵菊斋、徐少卿等几位王孟英熟悉的读书人正好赶来看望病人，都恳求王孟英设法救治，王孟英坦诚告之："此非痰滞于络，亦非热传手少阴，适从高、孙两家来，并此为三败证，余一日而遇之，皆无药可用，不敢立方，平素不畏大证，君辈共知，稍有可为，毋劳淳嘱也。"一再拜谢而退。第二天，病人果然去世。

八十八、读书辨证　须具只眼

"读书须具只眼，辨证尤要具只眼"是王孟英的名言。咸丰二年（1852），濮院吕慎庵随王孟英游学，为其记录了《王氏医案三编》卷二的医案，其中有一案例，是对这一名言的很好诠释。

这年春季，病人沈峻扬，年五十七岁。因平素患有痰嗽证，年前曾用过小青龙汤，但是喘逆越来越严重，换了医生，用了肾气汤，病势反复，几度出现危急，再换医生看过，已觉为难。因为喘证，无论属虚属实，都离不开这两个治法，这个病例到底应该如何治疗，于是有人提议请王孟英看看。

王孟英先看过脉象，虚弦软滑，尺中小数，颧红微汗，吸气不能至腹，小便短数，大解甚艰，舌红微有黄苔，而渴不多饮，胸中痞闷不舒。根据这些症状综合，王孟英先作了一个分析，这是一个下虚上实，虚实夹杂的复杂证候，他说，"小青龙汤是治风寒挟饮之实喘，肾气汤是治下部水泛之虚喘，都是医圣张仲景的经典方法。用之得当，如鼓应桴，用之失宜，亦同操刀"。那么前面的医生用了这两个方法，为什么没有起到应有的作用呢？

王孟英接着分析："此证下虽虚而肺不清肃，温补反助其壅塞，上虽实而非寒饮，温散徒耗其气液。耗之于先，则虚气益奔，壅之于后，则热痰愈锢。"正是这个原因，前面医生所用的药不仅没有改善病证，反而使病情加重。说得通俗一点，就是治疗的方向反了，导致虚者愈虚，实则愈实。听了王孟英的分析，在场的人频频点头称是，便催促王孟英开方。根据下虚上实的情况，王孟英以杏仁、苇茎、紫菀、白前、栝楼仁、竹沥开气行痰以治其实，而佐以肉苁蓉、胡桃肉以摄纳下焦之虚阳。结果一剂下去，立马见效，第二剂下去，喘息已平。可见用药对路，疗效极为神速。第三天，王孟英作了调整，在前方中去掉紫菀、白前，加枸杞、麦冬、白石英，服三天后，大便通畅，小便清长，饮食如常。然后再去掉杏仁、竹沥、苇茎，加熟地、当归、薏苡仁、巴戟天，调理善后而愈。

治愈之后，王孟英跟学生吕慎庵说，作为一个好的医生必须善于读书，善于辨证。最后他就说："所以读书须具只眼，辨证尤要具只眼也。"

八十九、善用膏方　保无后患

一些慢性病治愈以后，为了减少复发，王孟英善用膏方调养，以善其后。一次好友许兰屿的夫人，因过年饮食不节，引起腹中攻痛兼发寒热，家人以为得了疟疾，赶紧请来王孟英诊治。王孟英了解完病情，又根据脉象弦软而微数，认定这病并不是疟疾，不能以疟论治，而是因营分素亏，加上以往病后缺少调补所致，此次只需调养奇经即可。这次王孟英用了奇经八脉理论来指导辨证。因许兰屿本是读书人，王孟英给他解释了奇经八脉中的阳微脉为病，亦能有寒热发作的证候，而且八脉隶属于肝肾，只要通过温肾凉肝之法即可治愈。许兰屿听完分析，很信任王孟英，便请其赶紧开方。

王孟英根据辨证后的结论，开出了一张处方，用肉苁蓉、枸杞、当归、白薇、青蒿、茯苓、竹茹、鳖甲、楝实、莲藕，仅数帖而愈。过了半个月后，许夫人旧病复发，症状亦与前次类似，家人以为必是疟疾，是前次用养阴滋补药过早，留邪未能去尽所致。当时许兰屿正外出游学，其他家人六神无主，幸好许夫人是一个明事理的人，她坚信王孟英的医术，坚持再请王孟英前来诊治。

王孟英看过后，笑了笑说，前次治愈太容易，反而忽略了善后调养，我也没有坚持，这是我的疏忽，这次治愈后，给你开个调养方，一定要注意善后。只要你们信任我，这个病依然可以指日可愈，不过需要多服一段时间培养之剂，可保无后患。于是仍用前方，也是数剂而愈。然后王孟英再给许夫人开了一张膏方，以集灵膏为主方加减制膏服用，即在集灵膏基础上加牛膝、淫羊藿、阿胶、当归、黄柏、菟丝子、肉苁蓉、蒲桃干。许夫人遵嘱熬膏长服了一段时间后，病不再发。

"集灵膏"是古代的一张名方，见于明代医家汪绮石的《理虚元鉴》，原方由天冬、麦冬、生地、熟地、玄参、牛膝、桔梗、甘草组成，是治疗虚劳、内热、骨蒸的调理良方。王孟英很欣赏这张膏方，常在原方基础上，增加一些养阴益肾的药物，加强了温肾凉肝的作用，更适合一些病人的病后调养。

九十、神不能治　人则能治

咸丰二年（1852）春，王孟英治愈一例被认为"人不能治，神亦不能治"的绝症，被称为"半个神仙"。

事情是这样的。一位不到四十岁的何氏中年妇女，两年前患腹胀善呕，因听信旁人以为是寒凝气滞，可吸食鸦片缓解病情，不久便因吸烟成瘾而病情如故。又因听信认为是冷积，可用蒜罨疗法。所谓"蒜罨"是在夏天用蒜捣杵如泥，遍涂脊骨，也称"水灸"。何夫人灸后背部起疱溃疡，疼痛难忍，以致骨蒸减餐，腹胀更甚，经水渐断。经一位庄姓越中名医治疗，诊断为劳损，用温补药，病仍日甚。又邀请了当时杭州的几位名医张凤喈、包次桥、姚益斋诸人看过，都认为劳损已成，或补阴，或补阳，服之冬令，便泻不饥，骨立形销，已经卧床不起了。到了春天已被告知为不治，可准备后事。当时何夫人的丈夫正随广东学政使许信臣幕游，一时不能回家，便写信给推荐自己任职的老师蒲艾田老先生，请他设法施救。

蒲艾田接到学生的信,深感何夫人可怜,找到王孟英恳求一诊,但并不抱有求愈之希望,只想让王孟英确诊一下,以判定危期之迟速。王孟英先切脉,弦细而数,循其尺索刺粗,再察舌,绛而无津,然后问诊,饮而不食,两腿肿痛,挛不能伸,痰多善怒,腹胀坚高,上身皮肤黄粗,循之戚戚然(按上去很敏感),昼夜愁苦呻吟,愁容憔悴,小便短涩而如沸,大便日泻十余次。根据脉象症状相参,王孟英也感觉此证颇为棘手,好在病人目光炯炯有神,音朗神清,精气神尚存,病虽已至极深,但并非虚损到了不可挽救之程度。

因蒲艾田是位饱读经书的老学究,王孟英为其详细分析了此病的病因病机。他说道:"殆由木土相凌,为呕为胀。洋烟提涩其气,益令疏泄无权;蒜灸壮火竖帜而涸其津;溉以滋填,反致运化无权而酿为泻。固之涩之,煞费苦心,余为赖有此泻,尚堪消受许多补剂,纵临证心粗,不询其泻出之热而且腻,岂有肾虚脾败之泻,可以久不安谷而延之至今乎?"王孟英首先分析了吸烟、蒜灸的不妥,以及辨证不细而误将实证当作虚证治疗,才导致如今的征象。

接着王孟英再分析病机的演变:"夫人气以成形耳,法天行健,本无一息之停,而性主疏泄者肝也,职司敷布者肺也,权衡出纳者胃也,运化精微者脾也,咸以气为用者也。肝气不疏,则郁而为火;肺气不肃,则津结成痰;胃气不通,则废其容纳;脾气不达,则滞其枢机。一气偶愆,即能成病,推诸外感,理亦相同。如酷暑严寒,人所共受,而有病有不病者,不尽关乎老小强弱也。以身中之气有愆有不愆也,愆则邪留著而为病,不愆则气默运而潜消。调其愆而使之不愆,治外感内伤诸病无余蕴矣。今气愆其道,津液不行,血无化源,人日枯瘁,率投补药更阻气机,是不调其愆而反锢其疾也。疾日锢,腹愈枯,气日愆,血愈枯。或以为干血劳,或以为单腹胀,然汛断于腹胀半年之后,是气愆而致血无以化,非血病而成胀矣。肿处裂有血纹,坚如鳞甲,显为热壅，不属虚寒。借箸而筹，气行则热自泄。"分析到这样的程度，蒲艾田已佩服极致，便问道："那先生究竟应该如何为何夫人提供治疗方案呢？"

王孟英提出治疗思路："首重调怒，展以轻清，忌投刚燥，热泄则液自生；佐以养血，须避滋腻，宜取疏通，正如徐洄溪所说，'所谓病去则虚者亦生，病留则实则亦死。'勿以药太平淡，而疑其不足以去病也。"听到这里，蒲艾田哪里还有半丝疑惑，直呼王孟英真是当今神医，说道："薛一瓢谓人须修到半个神仙身份，才可当得名医二字，聆君妙论，不愧名医。"于是王孟英开出一方，用沙参、竹茹、丝瓜络、银花、楝实、枇杷叶、冬瓜皮、黄柏、当归、麦冬、枸杞、白芍出入为方，用水露煮苇茎、藕汤煎药。服了四剂后，何夫人脉柔溲畅，泻减餐加，然后前方再加入西洋参、生地、黄连、花粉、薏苡仁、栀子，又六剂，舌色渐淡，腿肿渐消。服至一个月后，忽然周身汗出溱溱，而肿胀皆退，舌亦津润，皮肤渐脱，肌肉渐生，足亦能伸，便溺有节。治疗到此，王孟英并不另授峻补，两个月后，病人可策杖而行。考虑到天气已渐转热，服药也已时久，王孟英以虎潜丸为方熬膏，用藕粉捣成丸，一直服用至夏末，何夫人步健经通，完全康复。

蒲艾田见证了何夫人一病的治疗全过程，感慨颇深，写下了这样一句话："此证人不能治，神亦不能治，君竟能肉白骨而生之，不仅半个神仙，殆人而仙者耶，抑仙而降为人者耶？"这样一例被认为"神也不能治"的危证，王孟英竟然能将其治愈，故蒲艾田称之为"人而仙者"，确是当之无愧。

九十一、因施上药　得挽沉疴

花甲之年的朱生甫是王孟英的老朋友，也是老病人，这一年在嘉兴患滞下之证很严重，于是急于回到杭州请了几位名医会诊，王孟英当然也应邀参加了。在这样的场合，一向谦虚低调的王孟英往往退缩在后，先听前面几位医生的意见。

第一位会诊医生许敬斋，是崇尚张景岳温补派的代表，看过后认为"痢必本于寒湿"，主张干姜、肉桂、厚朴等以温化为主。第二位医生洪石生，是崇尚李东垣补脾派的代表，根据病人所说"平时就有脱肛之证"，便认定是中气下陷，主张用清暑气以举陷的方法。也有的医生根据病人平时喜饮而有鼻衄，认为是血热阴亏，或认为是感受暑热，建议用玉女煎两清之法。还有医生则认为凡痢必有积，不必问其他症状，宜直接用大黄、当归、枳实以荡涤下实之法。总之，众说纷纭，莫衷一是，病人儿子朱仲和不知所从，最后他转向王孟英，想听听王孟英的意见。

王孟英在前面几位医生的争论中，已经了解了病人的病史和症状，便说："此滞下证之最难治者也。"这确实是一例复杂又顽固的病例，病人发病初期就卧床不起，而且下痢五色俱见，又有噤口不食，假如不是感受很深的暑热，病情怎么会一下子如此之重？他进一步分析道，但从病人满面红光，鼻赤尤甚，再加上肺热素炽，暑热之火易伤肺金，溺少而涩症状看，此证不可再用温燥而劫伤津液；又根据病人肢掣无眠，合目呓语，时时烦躁，视物不明，畏热喜风，口干易汗，则是阳气浮越，暑渐侵营的初期，因此有舌苔黄腻，尖红根黑的征象，也不能用升散之剂再扰其阳；而胸次不舒，饮水欲噎，欲噫不达，欲嚏不能，茎缩易嗔，时有恶梦，属于肝气怫郁，痰阻清阳引起升降不调，中枢窒滞，更不可以用滋涩之剂再碍气机。所以说，这是一例非寻常之痢，病仅在腑，可以用推荡之法；又参之于脉，右寸关缓滑而寸较抑，左则弦洪而数兼上溢，可知是气郁痰凝，暑火深受，风阳内动，损耗心营，所幸两侧尺脉都很平和，身无大热，如能治之中肯，尽可无虞。王孟英的解释深入细致，朱仲和听后认为极有道理，便问他前面几位医生的治疗方法哪个可取？

王孟英说道，尽管之前方法都是治痢之法，可惜令尊之病却不适合用这些方药。因为令尊之证，证虽错杂，但主要问题在于肝经，肝属厥阴，风火内寄，故此经之痢，宜柔宜凉，忌刚忌温，以肝为角木，龙性难驯，变化飞腾，病机莫测，但使风阳静息，庶几险浪不兴，纵有别脉未清，自可徐为疏瀹。听到这儿，朱仲和深受折服，其他医生也无话可说，便请王孟英开方。

王孟英气定神闲，开出以张仲景白头翁汤为主加石菖蒲、川贝母、竹茹开痰舒郁以调其气，犀角、银花、竹叶凉血息风以清其心，冬瓜、蔗稍、凫茈、海蜇煮汤煎药，以清胃热而生津，化腑气而濯垢，并吞送滋肾丸三十粒，引肝火迅速下行。服后诸恙递减，粪色渐见，痰果频吐，神气亦安。既而粥食日增，夜眠恬适，又在前方中去掉犀角、雪羹、滋肾丸，加入西洋参、阿胶以复其津液。几天后，下痢已愈，但大便挟有鲜血，再在前方中加入鸦胆子，用龙眼肉包后吞服，便血即止。最后病人仅有肠鸣气泄，稀粪随流，肛坠难收，脉亦弦软，这是病去正虚之象。王孟英改用三奇散而安，继而用气血交培善后，佐以蠲痰舒郁至完全康复，而且，健康状况较以前更好，历年宿疾亦随之而去。

朱生甫经历此次大难，益感王孟英再次救命之恩，作诗并写了一幅书法相赠致谢："不因施上药，那得挽沉疴。魄磊从今尽，先生殆缓和。"

九十二、补气之法　以治便秘

治疗便秘，一般来说，大多用润肠通便之方法。王孟英曾治疗一例病人，为朝廷官员，叫金愿谷，因长期患便秘，曾广服润肠通便之剂，效果越来越差。最后出现大便色黑坚如弹丸，而且必十余天一次，极其艰涩，苦不堪言。

王孟英诊脉迟软，看舌苔濡润，口不渴，小溲甚频。因病人久患痹证，坐卧为多，很少活动，王孟英认为这是健运迟缓所致，只用凉润治疗无益于通便，应该用补气法，才能使津液濡布，所谓中气足，则便溺如常，《内经》中所说的"中气不足，溲便为之变"，正符合这个病例。因此用大剂量人参、白术、陈皮、半夏，再加旋覆花以旋转中枢，加鸡膍胵以宣通大肠之气。鸡膍胵又称鸡肫皮、鸡内金。鸡没有溺但粪便易下，靠的是鸡膍胵的特异消化功能。再根据张仲景《金匮要略》中治疗"谷实"的案例，加入血余炭、肉苁蓉，作为流通腑气之先导。这张处方非常有特色，从处方中所用之药看，基本上没有通便的药物。这是王孟英根据《内经》理论，结合经方特色运用于临床的又一张经验方。

病人如法使用后，数日大便即解，而且很畅润，一直服用了三十天，长达多年的便秘病痛，完全痊愈。

九十三、煎药用水　颇多创意

王孟英是一位具有创新思维的医家，在治病过程中创意颇多，往往突发奇想思常人所未思，大到遣方用药的灵活多变，小至煎药用水也会异于常规。

一位沈姓老妪患肝气郁结，初起仅是便泄，经多次治疗效果不显，其亲家便邀请王孟英治疗。王孟英诊其脉弦且梗，舌赤无津，不知饥饿，胁腹时常胀痛，诊断为风阳内炽，津液耗伤。王孟英提醒身边学生，像这样的病人应忌投温燥，法宜濡润，否则极易阴液涸竭，而且不要畏忌甘凉之药。

王孟英所开处方很简单，用甘草、地黄、麦冬、阿胶、枸杞、薏苡仁、楝实、玉竹、乌梅，用药虽然很普通，但是他对煎药用水提出了特殊要求，用牡蛎一斤，先用甘澜水煮成浓汤，再用浓汤煎药，煎好后，和入甘蔗浆服用。牡蛎煮汤具有镇静养神、收敛固涩的功效；"甘澜水"又称"潦水"，先取水二斗，置于大盆内，以杓不断扬之，至有水珠出现，则取之用于煎药；和入甘蔗浆则取其甘润养津。病人遵嘱服药，数日后便泄，明显好转，饮食如常，但是忽然间又出现舌头不能伸出，心悸语謇，不眠头晕，面赤火升，再请王孟英诊视。

王孟英看过后，认为脉梗虽和，但是极其弦细，这是阴液未复，木火失涵所致，并无大碍，于是在前方中去掉薏苡仁、楝实、乌梅，加人参、龙眼肉，少佐黄连，如上法煎服，几天后便治愈了。

九十四、治病求本　诧为神治

咸丰二年（1852）冬，一位三十五岁的妇女自上年夏天开始患赤白痢，白少赤多，一昼夜要下一二十次，溏粪相杂，一直医治至今冬尚未治愈，现已经断半年，胁腹聚块，时时上窜，宛如虫行，咽痒食积，腹胀腿肿，唇白口糜，舌绛无津，耳鸣巅痛，略有干呛，渴饮汗频，热泪常流，溺短而热，善嚏多梦，暮热无眠，心似悬旌，屡发昏晕。从症状看这确实是一例怪证，已经用遍了治痢疾和治虫类的方药，都没有奏效，也用过各种滋补气血津液的药物，丝毫没有起到作用，夫家已准备放弃治疗，开始准备后事了，因其丈夫的朋友认识王孟英，于是向他推荐再请王孟英看看。

王孟英诊其脉象，左弦数上溢，尺中滑大，按之细弱，右手软滑，略兼弦数。诊毕王孟英对其丈夫说，夫人幸亏能食，得以拖延至今，然而痢下五百余日，喉腭辣燥，阴液已经耗伤，而肤色尚湿润，应该是脂膏还未耗尽。想必其中应有缘故。又问病人："腹中之块，起于痢前还是痢后？"病人回答道："起于痢前。"又问："此前曾否有生育？"病人回答道："去年二月间分娩，因难产胞已糜碎，生而未育。"

了解完病史，王孟英知说道："这就对了，此实似痢而非痢也，是胞衣糜碎，收拾未尽遗留于腹中，产后恶露虽行，此物未去，沾濡血气，结块渐成，阻碍冲任之常道。"接着王孟英分析了病机："而冲任二脉，皆隶阳明，月事既不能循度以时下，遂另辟捷径，旁灌于阳明，至赤白之物悉由谷道而出，宛如痢疾。"听到这儿，病人插话说："怪不得，一到经期，痢必加甚。"王孟英接着分析："因与月汛相符，虽改途易辙而行，尚是应去之血，所以痢之半年，尺肤犹不至枯瘁也。而且痢由腰脊酸楚而下，显非肠胃之本病。缘病起夏月，正痢疾流行之候，病者自云患痢，医者不再细辨原因，于是通之、涩之、举之、填之，无非肠胃之药，不但未切于病情，抑且更广其病机。"这才是让病情变得复杂的真正原因。

王孟英转而又对学生说道："试想肠胃之痢，必脂膏削尽而经枯，则焉能纳食如常而充肌肤呢？""那这病究竟应该怎么治疗呢？"大家都异口同声问。王孟英回答说："欲治痢，必治其所以痢，则当治冲任；治冲任，必治冲任之所以病，则当去其遗留之物。遗留之物去，则冲任二脉遵道而行，月事如期，痢亦自愈。只是物留已两载，既能上行求食，谅已成形。前医以为是虫，而无面白唇红之证据，虫必饮食挟湿热之气所化，此但为本身血气所凝，似是而非，判分霄壤。况此物早已脱蒂，不过应去而未去,欲出而不能。开通冲任二脉,其物自下,不比肠覃石瘕,有牢不可拔之势,必用毒药以攻之,而此病治疗则容易得多。"

分析完病机,王孟英开了一方,以海螵蛸、鲍鱼、茜根、龟板、鳖甲、血余炭、车前子、茺蔚子、藕汁为初方。方子开出以后,大家异议颇多,尤其是前面治疗过的医生,认为王孟英的治疗思路"舍垂危之痢而不顾,乃远推将及两年之产后,而指为未经人道之怪证,不但迂远穿凿,未免立异矜奇"。旁人的怀疑导致病家不敢轻易服用此方。

好在邀请王孟英来诊治的友人耐心解释,并举例王孟英曾治疗过不少疑难杂症的真实案例。而王孟英则依然坚持原则,解释道:"此证痢虽起于百日之外,块早形于两月之前,因流溯源,正是治病必求其本也,今人之病,何必古书尽载,此医之所以不易为,而辨证之所以为最难也。"病人丈夫听了,觉得王孟英的话讲得有根有据,并非捕风捉影之谈,再看药又极为平和,亦非毒剂,也与久病元虚无碍,既然他医已经束手无策,何不按此方案治疗以求生机?于是,同意服用。两剂以后,病人感觉有粪从前阴而出,大惊,急视之,是血裹一物,头大尾小,形如鱼鳔而有口,剖之甚韧,血满其中。众人得知后莫不诧异,都以王孟英为神治。

排出血物后,病人汗晕不支,王孟英赶紧换方,用人参、龙骨、牡蛎、茯苓、麦冬、甘草、小麦、红枣为方,数剂后神气安爽,按之脐下之块已无,但左胁下上窜之气仍作,只不过窜势趋缓,痢亦渐稀。王孟英改用白头翁汤加阿胶、甘草、小麦、红枣,再加乌梅丸吞服,取和肝脾之气,养液息风之法。十余天后,病人头目渐清,肿胀消减。再用初方合《金匮要略》旋覆花汤,服四剂后又下一物,较前小,然后胁下之气随之消失,窜痒不作,痢亦停止,后经调养而愈。

九十五、无病而药　是谓黩武

一位四十余岁的妇女，患了一种奇怪的病，有痰常自少腹突冲而上，而且其势甚猛，其坚如石，其热如火，在突然而冲之际，周身为之震撼，日夜发作二十余次，每次只需一咯，痰即脱然出口，同时会伴有四肢牵掣，口极渴而溺如沸汤，食减少眠，形日消瘦。看过的医生都认为是痰火病，但治疗却毫无效果。于是，病家邀请王孟英治疗。

王孟英先看了以前的治疗方案，认为证治没有错误，只是用药没有精准到位，所谓药不胜病而已，因为病人积日深锢，大概是平时服用温补之剂过多所致。病人丈夫听了以后说道："确是这样，病人向来身体很好，平时无甚病痛，因无生育，紫河车（人胎盘）已用过数十具，其他补药也经常服用。"

王孟英一听自己的判断没错，就开始批评这种愚蠢的行为，说道："药之治病，犹兵之戡乱也，所谓用药如用兵，无病而药，是黩武也。"在王孟英看来，凡用补药求子的，即使求子成功，其子也大多不太健康，尤其是服用胎盘的，其胎毒移于小孩，出生的孩子会有先天性疾病，这是一种不道德的行为。王孟英本身一向反对滥服补药，更何况是血肉有情之品。他的原话是"况食人之胞乎？无论忍心害理，已属不仁"。所以这次利用看病的机会，他又乘机大肆宣传了一下他的理念。王孟英还顺便用一个发生在昨天的案例进行说教。他一位熟人的妹妹，因为发痘，家人给她服用了一具紫河车，最后痘证没有康复，人却死了，假如不用胎盘，不至于死人，因胎盘对痘证无丝毫治疗作用。王孟英继续说道，我临证三十余年来，从未用过紫河车这一类药，就是遇到病家想用，也一定剖陈利害，力图规劝，实在需要也大多用羊肾取代。羊肾是一味温养有情之物，且无秽毒，壮阳功能也很强。

王孟英转而对其丈夫说，现在夫人的病正是因为多次服用胎盘，又从未生育，积毒颇深，又无出路，本想种子反而成为种毒，如用一般的清凉之剂治疗，根本起不到作用，在古方中只有紫雪丹尚能搜剔久蕴深藏之毒火，可以试用或许有效。

丈夫听完王孟英的分析，觉得很有道理，便请王孟英赶紧开方。有了病家的信任，王孟英大胆开方，用紫草、银花、元参、土茯苓、甘草、绿豆、海蜇、凫茈为方，和入竹沥，另以豆腐皮包紫雪丹吞服。病人服用后，果然效果很好，经王孟英近一个月的治疗，病人完全康复。

紫雪丹是一种名贵成药，早见于南宋《太平惠民和剂局方》，本用于治疗热病神昏诸证，为临床常用的开窍剂。因为此药如法制成后，其色呈紫，状似霜雪，又言其性大寒，清热解毒之功犹如霜雪之性，故命名为"紫雪丹"。用豆腐皮包服，是王孟英的巧思，意在使药力至肠中发挥作用，可增强其功效。

九十六、不遇先生　必致夭枉

王孟英有一位学生张文辉，得知师兄吕大纲正在为先生编辑《王氏医案》第二卷，便主动提供了一份医案，病人是他自己的夫人。

时间是道光二十五年（1845）秋天，张夫人三十二岁，忽然患四肢痠痛，早晚尤甚，开始以为平素劳瘁所致，并未重视，继而越来越重，才开始治疗。医生以痛风论治，但服药无效，又用针灸疗法，也没有丝毫改善，到了冬天，已经行走困难，且日益严重。经人介绍，请山阴名医俞医生诊治，以虚风论治，用人参、白术、熟地、桂枝、附子等药，张文辉觉得用药太过燥热，减去了附子，服用十余剂后，出现手足拘挛，不能屈伸，日夜号痛，如受炮烙，眠食皆废，痰韧如石，皮肤燥烈，鳞起如松。到了夏天，又出现两腋下肿核，阴户生疮糜烂，痛不可支。因顾听泉是张文辉太太的舅父，因此请顾听泉想想办法。

顾听泉看过后，认为两脉弦数，舌绛无津，况汛断半年，见病人经过大半年的折腾，骨瘦如柴，只说了一句："经云：九候虽调，大肉尽脱亦死。"像这样的危重之证，恐怕无法过夏了。因外甥女婿不死心，他就推荐给王孟英设法救治。

王孟英应邀来诊，看过病人后，觉得病情尽管很重，但尚不至于死。只是长期病痛，营分素亏，阴液尽烁，幸好病在经络，犹可图治，只不过治愈后也会落下残疾。张文辉听说有救，便请王孟英开方。

王孟英以西洋参、元参、生地、天冬、麦冬、知母、花粉、银花、甘草、葳蕤、石斛、丝瓜络加减出入，并以竹沥、葳蕤、甘蔗取汁和服，因遇酷暑之时，再加生石膏、西瓜汁、梨、蔗取汁调入。张文辉一一遵嘱配药调服。整个夏天，共用去药材有烧竹沥用竹四五十杆，榨浆汁用甘蔗七八十枝，捣汁之梨五六十斤，绞汁之西瓜三四十枚。经过王孟英的坚持用药治疗和张文辉的精心调理，张夫人全身疼痛日趋减轻，疮疡日渐平复，皮肤蜕皮后亦复正常，食欲增加。至此王孟英用方稍作调整，但仍以凉润生津为主，佐以熟地、枸杞、当归之类。调理连续两年，月经复行，再过半年，肌肉渐充，手足亦能舒展，形神如昔，步履虽未能如常，但已能坐轿出门。左邻右舍，亲朋好友听说此事后，无不惊异张夫人的再生。张文辉也是感恩铭记，逢人必说："是证也，不遇先生，必致夭枉。"从此以后，张文辉开始追随王孟英学医。

九十七、为医如相　不守成法

王孟英治病，师古而不泥古，既守本又创新，灵活善变，以疗效说话。一年夏天，六十三岁的李华甫患恶寒、气逆、不饥，请王孟英诊治。

王孟英先诊脉，脉象很虚软，望舌体紫而滑泽无苔，溲频数而浓赤不禁，阴茎已缩，两手紫黯。这是一种心阳过扰，热伏厥阴的危象，很容易被误诊为无热恶寒发于阴的真伤寒。患者虽平时常饮茶，表面上看阴液不虚，但如果投之香燥之剂，则阴液很快可以干涸，幸好是王孟英的熟人，王孟英对其身体状况熟悉，立即用大葱、豆豉、竹茹、黄芩、栀子、白薇、桑叶、通草清解外邪。服用后，到了晚上，病人开始发热。第二天原方再用一剂，微汗后热退恶寒而解，但出现腹部灼热如烙，舌干而口渴。

　　根据第三天的症状，王孟英修改了处方，用西洋参、元参、生地、麦冬、甘草、花粉、栀子、川楝子、肉苁蓉、竹茹，煎好后再和入青甘蔗汁，服两剂后，下出坚硬大便，但舌干更甚，甚至出现谵语不寐。王孟英再一次调整处方，于前方中加入竹叶、木通，服用之后，舌根开始出现黄苔，说明伏热渐化，再用一剂后，舌苔转黑。继续用原方调服神犀丹一丸，神犀丹是叶天士的效验方，王孟英常用于温热病，取其清营开窍、凉血解毒之功效。病人服后明显好转，能稍啜稀粥，但妄言不寐并没有改善，王孟英认为这是心阴久耗、阳不能收的表现，仍以前方加入通溲和清热，又服两剂，大便复行，神气渐清，诸恙即愈。

　　在救治这一病人中，幸好整个过程没有受到干扰，王孟英能一治到底。尽管中途病情变幻莫测，屡遇险境，但王孟英很清楚整个病机的演变过程，病变药变，步步为营，虽惊心动魄，但最后化险为夷而旬日内获愈。

　　王孟英的学生见证了这个病人治疗的全部过程，事后对病人说，这病幸好初起就请王先生治疗，才能如此顺利，否则像这样的危重之证，稍有不慎便可能成为不治之症。王孟英也借机给学生讲了一番道理，因其学生大多由儒入医，因此他从为医为相是同样的道理说起："故为相者治天下，当因民之所利而利之，不必务虚名而复井田肉刑也；为医者治人，亦当因病之所利而利之，不可守成法而泥麻黄、桂枝也。""井田""肉刑"是古代商周时期的社会管理制度，王孟英的意思是远古的管理方法并不适用于现在的社会制度，作为管理者都知道这是事实，就像今天发生的外感温病，与古代已经有了明显的不同，那么在治疗上也应该不用再拘泥于经方中的"麻黄汤""桂枝汤"之类。这就是王孟英的创新思维方式所在。

九十八、诊治内伤　虚处求实

治疗内科虚证，以虚处求实，不治其虚，反治其实，这是王孟英在临床上经常运用的方法，也显示了他高超的辨证论治实力。一次，王炳华的儿媳因多次堕胎，人渐瘦弱，月经紊乱，血色淡红，看了多位医生，都以血虚论治，用过大量补血之剂，但消瘦日甚，食少带多，后来的医生在补血剂中又加入桂子、附子等温阳药，于是出现五心热如火烙，面浮肿，咳逆痰壅，睡眠不佳，口大渴，善发怒，之前看过的医生都以为人将不治，而不再接手。最后王炳华请来王孟英。

王孟英按过脉搏，见其两尺虚软，左寸关弦数，右兼浮滑，这是阴虚火旺之证。从病人的脉象上，王孟英已知该病下焦之阴虽虚，而痰火实于上焦，便联想到古人"治内伤于虚处求实，治外感于实处求虚"的古训，应该是眼下这一病例用药的准则。根据这个原则，王孟英果断采取虚中求实之法，摒弃前期医生以补血治虚为主的思路。

于是，王孟英开出药方，以沙参、竹茹、冬瓜子、芦笋、枇杷叶、冬虫夏草、石英、紫菀、肉苁蓉、旋覆花为方。结果两剂下去，病人即能安睡，服用五剂以后，咳嗽已止，饮食增加。然后王孟英修改方子，去除紫菀、旋覆花、沙参，加入西洋参、当归身、黄柏，又服五剂，热减带稀，口不再渴，饮食如常。于是再次改方，去除芦笋、冬瓜子、枇杷叶,加熟地、枸杞、乌贼骨,用后痊愈。

还有一例吴氏妇女,患了咳嗽,痰不多,但不能卧床安睡,已十余天,神情极度疲惫委顿,慕名请王孟英诊治。王孟英以脉断诊,见其脉虚数,便以实处求虚之法论治,并不以症见咳嗽有痰而徒治其实,而是以脉虚数为凭,用滋阴补虚为法,方用枸杞、肉苁蓉、当归身、石英、龟板、牡蛎、冬虫夏草、麦冬、牛膝、胡桃肉为方,结果服之即效,几天后便痊愈了。

这两个病例,从表象上看,前者明显像虚证,而王孟英从虚处求实,以清火泄热为治,后者像外感咳嗽的实证,王孟英则是以实处求虚之法,用滋阴温阳之方。两例不同的病人,一实一虚,殊途同归,显示了王孟英高超的临诊技术。

九十九、轻清开泄　覆杯而愈

药不在重,在于轻灵有效。治外感热证,王孟英长袖善舞,常以轻清之法愈重证,这一特长,在治疗夏季盛暑的疟疾患者时尤为明显。

一位陈姓妇女,因盛夏患疟,微寒日炽,舌红不渴,只思吃瓜果,不饥不食,二便皆通,夜不成眠,汗多神惫,请王孟英诊治,脉虚软微数,证虽属暑疟,但邪不甚重,只是营阴久亏,并不须重剂猛药,仅以西洋参、知母、黄芩、竹茹、白薇、麦冬、西瓜翠衣为剂,三剂而愈。

另一位胡姓妇女也是夏季患疟疾,开始以为阴分素亏,先用了清解凉营之药,服了多剂之后,发热更甚,再改用养阴之剂,岂知服用后出现呕恶烦躁,热极时甚至有跳到井里的念头。看过的医生都以为,今年伏暑之时,阴雨连连,天气凉爽,不会是暑热致病,因此都以清凉之剂治疗,导致疟发时烦躁,认为此时是虚火上升所致,准备用干姜、附子救治。这时病人自己倒觉得，病没有好转一定是治疗不当所致，便告诉医生，舌苔已经干涩无液，阴液将涸，不想再服用这些香燥干烈的药物，于是家人请来王孟英。

王孟英先看脉象，左脉滑数，右寸关尤甚。再察看舌苔，淡白而光滑，仅薄薄一层苔膜，包裹了整个舌的表面。王孟英认为诊断阴虚并不误，但暑热吸入也甚，兼以痰阻清阳，只因初诊时没有及时用开泄之剂，而病并不重，仅以石菖蒲、竹茹、黄连、半夏、旋覆花、茯苓、苏叶、枳壳、枇杷叶小剂量治疗，其用意在于轻清开上即可。结果仅服两剂，舌即露出红润，呕吐亦止，纳谷如常，发热渐退。再服两剂后，疟疾痊愈。治愈后，病人为自己当时果断及时请王孟英诊治而庆幸，也深深感谢王孟英的神奇医疗技术。王孟英也没有料到会有如此之快的疗效，也一样为病人感到欣慰，并再开了一剂清养善后的调理之方，以恢复阴分素亏的体质。

还有一例高氏妇女，也是阴分素亏之体，在这一年的暑月患疟疾，经过三位医生治疗都以补阴养营为主，不但无效，反而出现杳不知饥，欲嗳不畅，便溺艰涩，渴喜热饮，于是请王孟英治疗。经过诊断，脉象缓涩不调，按胸次坚而不柔，舌上满布干黄薄苔。王孟英对病人说，这是气机郁结，痰滞不行所致，不要再用补剂。王孟英以石菖蒲、贝母、旋覆花、栝楼、苏叶、桔梗、黄连、半夏、紫菀、枇杷叶为方，仅服四帖而愈。

这三个案例都为女性，素体阴虚，暑天患疟，很容易被误诊为阴虚发热而误用补阴药治疗，而王孟英则透过现象看本质，只以清轻开泄之剂，覆杯而愈。

一〇〇、四竹并用　救治危证

一位叫许子苓的少年，平素饮食不节，气滞多痰体质，夏天患了疟疾，尿赤苔黄，脉至滑数，脘闷不饥，王孟英用了一帖清解之剂之后，许家的家庭医生认为治疗疟疾应该以小柴胡汤为主方，而王孟英方中的竹茹是大寒之品，因此不建议再用，易遏伏其邪；而石菖蒲是散心之药，宜耗散心神，病虽属于轻浅，但可能用药失误造成变证。病家听了家庭医生的分析，信以为真，第二天便改服该医生所开的小柴胡汤，岂知病人服后病情并没有丝毫缓解，反而有变重的趋势。可家庭医生并没有反思，第三天仍坚持认为前天王孟英处方中的石菖蒲、竹茹导致其神气不安，邪不能解，又在小柴胡汤中加入桂枝、首乌等药，病人服后，发热更甚。第四天，家庭医生还是坚持是前药误治所致，并请来一位任姓医生会诊，任医生也认为是药误所致，且已延误成为虚证，建议改用生脉六味汤加龙骨、牡蛎、杜仲、续断、阿胶之类。

经两位医生连续治疗了半个月，病人出现目不能张，畏闻声响，语出无音，身挺而重，难以转侧，略一动摇，则手足震颤，不能站立。病情的发展也吓着了两位医生，认为病人汗脱在即，恐无可救药了，病人全家也惊慌万分。因病人的堂兄许兰屿与王孟英颇为熟悉，觉得眼前的两位医生不太靠谱，便连夜请来王孟英。

王孟英到来后一按脉搏，既弦又疾，并非虚证将脱之象，心里明白这又是一个为药所误的患者。所开处方仍以清解为主，并一连用了四味竹药，天竹黄、竹茹、竹叶、竹沥。病人一听四竹并用，连连摇头，前面医生说过一味竹茹险些酿成大病，如今一方之中四竹并用，岂不是致人死命？家人拗不过他，只能给他再用任医生的温补救逆之剂，希望先能留住性命，再慢慢调养。

又拖了十天，病人已经出现角弓反张，甚至昏狂乱走，在这样的情况下，前两位医生也只能假借说自己生病不能再来，推诿了事。无可奈何之下，家人再次请来王孟英。

王孟英看到病情远较前几天严重，好在脉搏依然弦疾，而左尤坚博，饮食尚可，但腹中坚硬如石，幸好大便通畅，暂时可以无忧。于是王孟英开出一方，以旋覆花、赭石、石菖蒲、胆星、枳实、黄连、青黛、朱砂，还是加入四竹，再调服苏合香丸，仅用了一剂，角弓反张、谵语发狂症状便得以缓解，病人自己也觉得神清气爽了不少。第二天看到王孟英就说，时至今日我如梦初醒，后悔没有早日听信先生的意见。

王孟英依然用原方，调服换成玉枢丹，病人服后连下四次，腹胀遂减，其他狂躁之证均无再发，但尚觉有时会气逆肢掣。再用前方去除玉枢丹，改为吞服当归龙荟丸，大便日泻，胸腹柔和，五剂后诸恙皆平。然后改用沙参、丹参、石英、茯神、白薇、栀子、丝瓜络、贝母、海蜇、凫茈为方，清理善后而愈，当年冬日如期完婚。

一○一、量体裁衣　用药首务

治病不拘泥于教条，而是根据临床变化，选方用药灵活进退，也是王孟英的一大特色。一位十六岁的少年陈小舫，人长得清虚瘦弱，夏天患了疟疾，医生用柴胡葛根汤加羌活、防风，数剂以后，出现不饥不眠，胸膈阻塞，汤水不能下咽，壮热神疲，汗出不解，二便秘涩，舌绛龈疼，齿缝出血，凝结上颚，遂邀请王孟英诊治。

王孟英先诊其脉，细而数，觉得病势颇危，有上厥下竭之势。"上厥下竭"出于《伤寒论》，是指由于下部的真阴、真阳衰竭而出现的昏厥、神志不清等症状，是一种非常危险的病证。上厥指阴阳之气不相顺接，突然昏倒不省人事；下竭指下部真阴真阳衰竭。而眼前的病人，还兼有肺失清肃的外感表证，急则先治其表，宜用轻清之剂。王孟英用药很轻灵，以苇茎、冬瓜子、紫菀、元参、通草、枇杷叶、旋覆花、滑石、栝楼皮、西瓜翠衣为方，仅数帖而安。之后再改用养阴法，用量也极为轻浅，西洋参不过一钱，生地不过三钱，因为少年禀赋较弱，难于承受攻散之剂，既是滋养培补稍重，也会导致枢运升降失司而出现痞闷等证，如用黄芪、白术之类，则更难胜任。结果仅几天便治愈了这例病人。事后王孟英对学生说："故量体裁衣，乃用药之首务。"

另有一位年逾花甲的傅太太，也是患疟服药十天后，疟疾不发，但出现连日不眠，吐泻交作，肢冷自汗，渴喜热饮，神气惊慌，先由一位张姓医生以元虚为治，用桂枝、芍药、萸肉、黄连、葛根、藿香、乌药、木香之类，说是为了迎合病家喜用温补之意。因服后并不见好转，遂转邀王孟英诊治。

王孟英认为，病人脉象浮弦软数，尺中甚弱，舌绛无液，稍有黄苔，为真阴素亏，又因思虑过度，加上吸收暑热，化疟未清，波及脾胃，则为吐泻。又问其所吐，果然有酸甘苦辣之味，其泻亦色酱而热如火，这正是热伏的根据，也是外邪自寻出路的原因，因此病人腹部并无痛苦。现在病人汗出如淋，如再用香燥疏散之药则更为耗液，即便是温补法中的理中汤、四逆汤，也会助热而重劫其液。王孟英以理服人，让病人放弃想用温补的念头。然后开了一张处方，以沙参、龙骨、牡蛎、朱茯神、黑豆皮、薏苡仁、木瓜、小麦、竹叶、鲜莲子组成，结果一剂则吐泻皆止，得寐神清，知饥能食。次日复诊，王孟英的学生对病人说："你舌上脱液者三十年，是以最怕热药，而轻信疟宜温化，以致愈服愈殆，设非先生眼光如炬，恐昨日已登鬼录矣。"最后王孟英以充液柔肝善后而愈，这个案例也说明了读经方、重临床的重要性。

一〇二、隔垣之视　允宜垂世

濮院吕慎庵是王孟英好友，曾随王孟英游学。咸丰三年（1853），吕慎庵正在秀洲，因上年行旅过劳，致使两足剧痛，一直自己调治到当年春天，足痛虽有明显好转，但常觉阴茎龟头冰冷，勃起不佳。自服了牛骨髓希望得到改善，岂知服用后非但没有丝毫好转，反而出现小便浑浊，茎中梗涩，尿频尿急，腰脊板痛，俯不能仰。又自用清心益肾之品，都不见效。到了秋天，只能专程到杭州请王孟英诊治。

王孟英了解了吕慎庵患病的全过程后，根据辨证认为是胆经郁火未清，告诉吕慎庵所服牛骨髓壅气助火，犹如适燕而南其指矣。适燕南指是指每到冬天，燕子就必须到南方过冬，意为用药用错了方向。于是，王孟英给他开了一方，以沙参四钱、直生地六钱、淡当归一钱、女贞子三钱、旱莲草三钱、盐川柏一钱、酒龙胆八分、生薏苡仁四钱、川楝肉一钱半，丝瓜络一钱半、生甘草梢六分、砂仁八分研冲。此方吕慎庵连续用了十剂，尿频尿涩明显减轻，但腰足犹感隐痛，于是，再请王孟英改方。

第二次开方，王孟英作了适当调整，以沙参四钱、生地六钱、淡当归一钱半、络石藤四钱、柏子霜三钱、淡肉苁蓉一钱、酒川柏一钱、川楝肉一钱半、鲜竹茹一钱、藕汁一杯和服。吕慎庵又连服了十剂，症状已减去八九，而小溲仍浑而有秽气。王孟英再给他配了一副膏方，以虎潜丸作料熬成膏，加入藕粉和匀，再杵成丸，连服三剂后小溲清畅，勃起如常。

治愈后，吕慎庵对王孟英的医术有了更深切的体会。他说，自己的病已历时半年有余，以前也询问过几个老前辈，治疗没有实质性进展，只有王孟英先生用药直指病源，疗效显然。他觉得这个案例可以流传后世，于是提供给老师，编入《王氏医案三编》，并加了按语，说老师的医术如"隔垣之视，允宜垂世"。"隔垣之视"语出《史记·扁鹊仓公列传》，指神医扁鹊隔垣能尽见五脏症结。吕慎庵曾参与《王氏医案》的编撰。

一〇三、温补杂投　力劝停药

陈载陶也是一名医生，患疟疾已经二十天，经过几位医生治疗，没有好转，便请王孟英诊治。王孟英先察看病人，脉不浮而弦滑且数，按之愈甚，苔色黄腻满布，热至大渴，极喜冷饮，小溲赤臭，热时则点滴茎痛，大便不通，间隔数日则略下稀水。然后再了解发病及治疗经过。

病人疟疾初起，前医先按常规用柴胡、桂枝、姜、枣等药治疗，继而又用人参、甘草、黄芪、白术、首乌、草果之类，温补杂用，导致其疟日甚，发作延迟，随之温补也越用越重，病人口渴愈重，于是嘱咐病人发热时，可饮西瓜汁一二杯解渴，西瓜汁喝下去确实很舒服，于是大喝，多至一二碗，但因为病人素体肥胖阳虚又兼中气不足，结果出现小便赤、大便稀之证。但前医仍认为病属阴暑，热自湿来，不可稍犯寒凉之药，因宗越医张景岳治阴虚伤寒以冷水与桂枝、附子并用的方法，继续以温补治疟，佐以西瓜汁解渴，于是病情发展到眼前的情况。

王孟英则认为，这是一例典型的暑热挟湿之证，用疏泄清解法便可治愈。因陈载陶也是医生，又是绍兴人，对越医前辈张景岳极为信奉，所以王孟英没有贸然开方，先跟他讲清道理。王孟英说，你的病不能根据张景岳学说为训，应该宗温病学家前辈叶天士的治法，何况后来又有前辈魏玉横批驳张景岳治温病的荒谬，怎么还能效法以前陈旧的方法呢？治疗无效，便责之为饮西瓜汁过多所致，我却认为幸亏每日大量饮用西瓜汁，否则早已液枯痰胶，热如燎原而不能救治了。

病人听后觉得王孟英的分析很有道理，频频点头认可，于是王孟英给他开了一副极为轻灵的疏泄清解之剂。服用三剂后，病人胸前出现赤斑密布，疟疾发作趋缓，口渴减轻，小溲渐通，舌苔转白。此时，前医作为温补派的忠实信徒，却并不以为然，跟陈载陶说，如再不用温补，恐会出现骤变。温补是当时医家、病家都极为信服的流派，陈载陶本来就是温补派的忠实追随者，当然信以为真，又请前医开了一副温补药还加入了鹿茸、附子等大补大热之药。

又过了十余天，病人疟疾复发又如以前，且形瘦面色发黑，气上冲，干咳无痰，舌上布满白苔，语言謇涩，夜不安眠。见到这样的情况，前医慌乱失措，病家更是六神无主。只能再次恳求王孟英前来诊治。

王孟英按过脉象，脉仍数，但外邪已衰，虽然每天大量服用西瓜汁，但阴液还是受到严重耗损，明显是温补药使用过度所致。值得庆幸的是，病人能及早回头，尚未进入险途，仍有救治希望。于是王孟英开了一方，以西洋参、生地、甘草、石斛、白英石、葳蕤、麦冬、黄连、阿胶、牛膝为方，并以鳖熬汤饮服，五剂后，疟疾停发，咳嗽已无，安食能眠，舌苔已退，但舌红口有辣味，溲赤不清。王孟英在前方中去黄连、牛膝，加入当归、枸杞，连服八剂，解出大量坚燥黑便后痊愈。而王孟英知道病人喜好温补，便请前医善后调养，岂知一直用到冬季尚未停药，舌红口辣也一直没有消退，王孟英得知后，力劝停药，才慢慢消除。

一〇四、外科虽疏　敷贴疗疮

作为内科医生，王孟英并不擅长外科，但偶尔在外科病证方面小试牛刀，且也疗效神奇。朋友孙位申的妻子，左侧内踝处患一疮，经外科医生刀割敷贴方法治疗，历时两月不愈，渐至疮色黑暗，食欲减退，神疲乏力，时有寒热，疼痛一刻不停，外科医生束手无策，建议请王孟英内科治疗试试。

王孟英按过脉象，弦细无神，知是营阴大亏，尽管自己不善外科，但也知道这病发展演变的过程。初起并无寒热，患处亦无红肿，应该不是火毒可知，且不流脓，应属于虚证并非实证，但开始攻散并用，耗津劫液，继则温托壅气，再妄施敷割，是一个典型的好肉挖成疮的病例。何况病在下焦，素患肝郁，又用过黄芪、鹿茸、川芎、当归等药，致使阳气更为浮越，两腿不温，并不是真阳不足。王孟英根据眼前情况，了解了病程过程，对病情作了分析，孙位申听后觉得很有道理，于是请王孟英设法治疗。

王孟英先叫病家用葱煎汤将患处洗净，以生附子杵烂贴涌泉穴引火下行，患处每天用葱汤温洗，同时用血余炭、当归、冬虫夏草、枸杞、牛膝、肉苁蓉、猪肤（即猪皮）、莲藕、白蒲桃干，煎服五剂，寒热不再发作，腿温食安，黑处转紫，痛减脉和。十日后溃疡处紫转为红，陷处日浅。然后用珍珠八宝丹磨成粉末外敷，一个月后，新肉长成，身体安康。涌泉穴，位于足底，是治疗足少阴肾经病变的常用腧穴，用生附子外贴涌泉穴，是通过肾经将上浮之阳快速引火下行，这是王孟英的独创。珍珠八宝丹是王孟英同时期医家凌奂的经验方，收录于《饲鹤亭方集》。

从治愈孙夫人的疮疡一例可以看出王孟英整体观念和辨证论治的高明之处。其实王孟英一生行医过程中，治愈的外科疾病也不在少数。一次，某地太守朱小辉的爱女，面部突然肿大，连及唇鼻，俗称虾蟆瘟，也称大头瘟，是一种瘟疫，传染性很强，病势颇为吓人，朱女已口不能开，舌不能伸出。朱太守赶紧请来王孟英。

王孟英一看便知是温毒，赶紧用射干、山豆根、马勃、羚羊角、薄荷、银花、贝母、花粉、杏仁、竹黄作为内服方，同时以紫雪丹涂于唇内，再用锡类散吹入咽喉，然后用橄榄核磨成粉末，涂于肿处。不多时就吐出韧性涎沫而肿渐消退，第二天能啜稀粥，数日便痊愈了。用橄榄核研末或磨汁外涂也是王孟英首创，他在《随息居饮食谱》中说："可解诸毒。"

一〇五、药有定性　病无定形

一位叫沈陶安的病人，患疟疾寒热初起，用了温散之剂后出现头眩烦闷，自己怀疑可能是用药失误，便请王孟英诊治。

王孟英看到病人症见舌绛无苔，大渴多汗，疟发时寒微热甚，发作时咳嗽兼呕，溺少不饥，脉洪且数。又见其清瘦之形，便知是阴分素亏之体，辨证为伏暑化疟，用知母、黄芩、竹茹、贝母、花粉、白薇、银花、元参、枇杷叶、紫菀、冬瓜子等出入为方，服后连解赤色大便，疟发逐日减轻，不到半月便获痊愈。

沈陶安的兄长沈秋粟在苏州从商，因咸丰三年（1853）八月初五上海正遇太平天国战乱，担心战火波及，踉跄逃回杭州，一路颠沛流离，担惊受怕，于十七日开始发疟，症为但热无寒，汗多昏谵，脉象洪数，呕嗽溺频。因平时嗜好烟酒，体丰痰滞。得知其弟经王孟英证治而愈，便请王孟英治疗。王孟英仍按治疗沈陶安的方法，佐以开痰之药，服后泻出稀便多次，其色皆赤。伏邪虽然已有去路，但因体丰之人，心阳过扰，则谵语口渴不休，王孟英又加入犀角、竹叶、莲子心之类以清心热。到了月底，病人又出现寒战大作并大汗淋漓，王孟英知道后，请家人将神犀丹一丸加服灌入。

家人中有略通医的人便问王孟英："你治高热寒战善用石膏，此证如此严重，为何不用？"王孟英只说了一句话："药有定性，病无定形。"然后给他们解释了不用石膏的原因，经过十天治疗，舌苔已经退净，疟发很快便止,何必再用石膏?

病家将信将疑,第二天另请了一位医生诊视。新来的医生看过后,认为王孟英的治法和说法并没有错,处方也不作大的改动,只是为了迎合病家心理,加了三钱石膏、四钱冰糖、一两粳米,连进两剂。服后病人出现左胁痞胀不堪,不思饮食,腹部按上去有很大一痞块。此时,病人才悔恨没有听信王孟英的话。王孟英已经说过,大汗之后,疟不会再发,结果也确实如此,何必更换医生导致今日痞胀发作,只好再请王孟英前来诊治。

王孟英看过后,便问之前是否用过滋腻之药?沈陶安如实相告。王孟英得知实情后,便给他讲明当时不用石膏的原因:"石膏为治暑良药,吾非不善用者,因此证不止肺胃受暑,心肝二经皆有所病,故不用也,且内挟痰湿者,虽当用亦必佐以宣化之品。"王孟英还以亲身经历的另一案例作了解释。他说:"就在今年夏天,你也认识的王簏伯,疟疾初起时,也误服两剂石膏为方,出现腹胀痞闷而致鼓胀,后经用多剂桂、附及金液丹才好转。你俩兄弟之疟,自下而上,系挟肝阳上升,故热升则出现咳嗽呕吐,更何况令兄之疟,兼有伏痰,因此我的处方中多用黄连、半夏、石菖蒲、滑石之类以化之。今疟已化,热已去,痰湿未清,用石膏已误,再加冰糖、粳米之甘缓,使气机腻塞不行,应及时加以宣导,否则又会导致鼓胀。"沈陶安听后,深为擅作主张更换医生而羞愧,便请王孟英另开方治疗。王孟英用栝楼、薤白、石菖蒲、枳实、黄连、半夏、旋覆花、橘皮、楝实、延胡索、鸡内金、雪羹之类,出入互用,二十天后,诸证悉愈。

一〇六、姑拟一方　仅许小瘥

一位古稀老人，平时精神很好，因患滞下数月，病情日益加剧，其亲家蒋策薰是王孟英好友，请来王孟英诊治。王孟英看到病人时，已经粒米不进，就是啜粥汤也会咽膈阻塞，唇舌皆紫，痰中带血，吐出艰难，日夜大便数十次，稀粪挟以赤垢，若欲小便，必令人重按肛门，才能点滴而出，且热如沸汤。脉则左手弦洪涩数而上溢，右软滑而大，按之无神。眼前症状显然已病入膏肓无疑。

一例滞下之证，会发展到如此严重的程度，一定有他的原因。善于分析的王孟英先作了深度思考，此证本为滞下，一般都由七情郁结，木土相乘所致，大概是当时医家认为年事已高，辄用温补，才演变成如此危证。王孟英自言自语地分析，被患者儿子听到后点头称是，说家母因今春听说江南有太平军之乱，心存惶惶，举家迁避，颠沛动荡，直至初夏才迁回杭州，刚安定下来，家父就患腹泻，饮食又减，家母怕他体弱不支，请来的医生也迎合家人心理，多次用人参、白术、熟地、附子、桂枝、炮姜等温阳健脾之剂，但毫无效果，渐至今日局面。

王孟英坦率说，如此重证又是高年，救治已经很难，况且上不能纳，下不能分，中气无权，营津两匮，既然你们诚心相求，我也坦诚相告，姑且开一处方，也只能稍有好转，恐不能如你们所愿了。王孟英的意思很清楚，病至今日，救治已经没有多大希望了，只能尽力拖延时日而已。病家听了这番话，也很理解，便请王孟英开方。王孟英用沙参、冬瓜子、丝瓜络、芦根、紫菀、石菖蒲、竹茹、通草、薏苡仁、枇杷叶、陈仓米用露水煎服。一剂服后，病人能食粥，小便略通，精神也有好转。第二天病家再求转方，王孟英表示已无能为力，关照以原方服用，不久病人去世。当时病人有一位亲戚叫顾铁舟，曾亲眼见证了这一病人的诊治全过程，也听到了王孟英的分析，以及最后一剂用药后所起到的作用，因感慨说，王孟英是他见到的最精于医的医家，"目击其一副而进粥溺行，仙方也，惜遇之不早，命矣夫"！哪怕只是短期的疗效，但还是显示了王孟英高超的医术。

一〇七、活泼如龙　随机应变

王孟英学生蒋寅的四弟叫蒋西甫，二十四岁，秋天患了感冒，六天后出现神志渐昏，请王孟英诊治。王孟英诊脉涩滞，舌苔垢腻，气逆汗频，腰痛溲少，脘闷拒按，知是伏暑晚发而本元极亏，急予开中之法以去外邪，以小陷胸汤加栀子、豆豉、石菖蒲、黄芩、白薇、连翘、枳实，用莱菔汤煎服，仅一剂，服后脘不拒按，苔亦稍退，但汗不达于下部，脉象涩而转软。

第二天，王孟英见有好转，改方用竹茹、半夏、黄芩、栀子、陈皮、连翘、知母、蛤蚧、天花粉、莲子心。用三剂后脉转弦数，但大便未行，谵语不休，夜间热炽，腿凉头晕。王孟英认为病情继续在往好的方向发展，眼前的症状是浊热上熏所致。

第六天，王孟英再改方，以黄芩、栝楼、栀子、黄连、竹茹、连翘、元参、白薇、丹皮、海蜇、竹叶为方。服一剂后，泻下坚黑大便，但便后头晕，苔渐薄而转黑，又去除黄芩、黄连、栝楼、海蜇，加入犀角、鲜生地、知母、天花粉。两帖后，大便仍黑，气逆已平，腿亦渐温，热渴均减，但不知饥，脉软而虚，苔未退尽。王孟英再次改方，前方去除犀角、连翘，加入西洋参、麦冬、银花、石菖蒲。又服三剂，再次解出黑便，舌生津色转红，但寐不安神，汗多心悸。再次改方，去除知母、花粉、丹皮，加入甘草、丹参、茯苓，鲜生地换成干生地。再用两剂，大便畅通，胃渐知饥，稍进稀粥，但仍感无力，脉亦虚大，夜不安寐。

至此，经过连续多天的紧张救治，王孟英略感宽慰，病情已经过了危险期，目前症状只是残邪未清、虚象显露而已，只需清余邪复元气便可。

王孟英以西洋参、生地、龙齿、当归、白芍、黄芩、甘草、黄连、黄柏、麦冬、小麦为方，服后再次泻出酱色稀便，仅存右脉尚虚。这次王孟英不再改方，上方连服六剂，大便正常，汗减神安，脉至柔和，寝食乃适，即告痊愈。

蒋寅亲历了老师救治四弟用药的全过程，王孟英遣方用药灵活善变的技巧，令蒋寅深为叹服。他说四弟这次重病能治愈，"赖孟英活泼如龙，随机应变，竟以告愈，洵属再生"。

在救治蒋寅四弟期间，蒋家还发生了另外一件颇为危险的事情。四弟妻子正怀孕临产，就在丈夫蒋西甫发病的第二天，也患上了疟疾，因丈夫病情危急，不免忧劳，到了第五天才请王孟英诊治。此时，病情已很严重，脉欲离经，腰痛腹坠，是明显的伏暑化疟之症。王孟英急用栀子、豆豉、苏叶、当归、黄芩、黄连、竹茹、半夏、知母、葱白，服两剂后，正常分娩，疟发也减。此后虽出现一些产后变证，经王孟英辨证论治，随机灵活应变，调养至满月而愈。

一〇八、伤寒挟食，法宜清化

有一位三十七岁的患者叫沈南台，因初冬下乡收租，劳累又食羊肉面过饱，途中即发热头疼，回到家中请沈姓医生就诊。沈医生认为本是体丰阳气不足，又因伤寒夹食，便用了表散消导之剂，佐以炮姜、附子，岂知数剂后病人出现壮热神昏。到了第八天，家人请来王孟英。

王孟英看到病人舌苔黄腻，口又不渴，不思饮食，时时火升，出汗，烦躁谵语，小便黄赤，大便闭结，面色晦暗目赤，呼吸不调，胸前拒按，脉象虚软微带弦滑，按之不明显。根据症状综合分析，王孟英认为素体亏虚没有错，但脉证表现似乎太悬殊，应该是痰阻清阳，气机壅塞而脉显无力，必须以清化痰热为主。因此用小陷胸汤合雪羹汤，再加旋覆花、石菖蒲、薤白、枳实、栀子、胆星，服后果然吐出大量痰涎，脉象明显振起。再服一剂，谵语平息。第三天依然没有改方，再用一剂，吐出痰中带有紫血数块。第四天再服后热退汗止，不再烦躁。第七天苔净胸舒，溲长口渴。

用清痰化气一方坚持七天，病情已明显好转。到了第八天，王孟英才改用甘凉濡润之法，服用数帖后，痰已渐稀，舌布新苔，但大便不通，总觉有秽气上冲，胃不知饥。再改为甘凉养胃之法，佐以兰叶、野蔷薇露以降浊气。几天后，秽气已除，能进粥食，但大便依然不解。家人有些不放心，问王孟英是否还需治疗。王孟英跟他们说："既然已无所病痛，能食脉和，让他静养，水到渠成，不必再妄施药物，以伤胃气。"

停药十余天后，病人起床自如，饮食增加，食粥已嫌不饱，意欲食饭，只是大便未解，家人再次请教王孟英。王孟英认为病人胃气已复，气机通畅，可以食饭，也可以用药助其运化了。于是重新开了一方，以人参、白术、当归、肉苁蓉、枸杞、麻仁、半夏、白芍，少佐枳壳为方，连服十二剂，始得畅解坚硬大便。然后王孟英用峻补善后，不久复元。

同时间，王孟英还治疗一例宣姓妇女，也是体虚患外感，胸次痞闷，苔黄垢厚腻。初诊医生看过后直接转请王孟英诊治。王孟英也以轻清肃化之剂，仅数剂便苔退胸舒，能进粥食，然后再予生津养血调养，十余天后才得以大便，不久痊愈。两例病人，尽管发病起因不一，但都是体虚证实，开始就出现舌苔黄垢厚腻，按常规治疗一般会遵循黄苔宜下之说，但脉、证、体又不相符合，贸然用常法极易导致变证而使病情转入危途。

一〇九、高年发热　一饮而退

一位老年妇女，六十六岁，患发热，舌赤无津。先后经钱、丁、任、顾四位医生看过，都认为高年液少，津枯堪忧，均用甘润之方，非但无效，渐致神情烦躁，两耳失聪，不饮不食，沉沉欲寐，呃忒频作，面色潮红，病势渐危。于是转请王孟英诊治。

王孟英诊其脉弦滑而数，视其舌绛但扪之甚燥，人虽体丰却呼吸不调，呃声亦不畅达。根据脉象与体征分析，患者并无脘闷拒按之证，王孟英确诊为肝阳内炽，痰阻枢机，尽管从舌苔表象上看，似乎是津液不能上承，但这并不是津液枯涸的征象。王孟英大胆用小陷胸汤加竹茹、薤白、旋覆花、石菖蒲、枇杷叶、紫苏叶，一剂服后，夜得微汗，身热即退，次日出现咳嗽痰多，舌滑流涎。病家觉得王孟英用药疗效很神奇，之前用了许多甘凉滋润之药，以求其生津润燥，服后却越用越燥，而王孟英仅用了一剂宣化通泄之剂，反而津液滋生，真如仙丹。于是对王孟英的医术信奉至极，经连续三天治疗，病人痰嗽渐减，能进稀粥。

第四天，王孟英改方，用沙参、紫菀、薏苡仁、石斛、当归、竹茹、麦冬、冬瓜子，服用数帖后，溲畅餐加，还稍有肢麻头晕之证。王孟英再次改方，用人参、黄芪、枸杞、当归、白芍、陈皮、半夏、熟地、天麻、石英、牛膝、茯苓、桑枝，补虚息风化痰而愈。

一例高年发热，被认为是病势颇危的病人，经过王孟英先以宣化清泄，再以甘润化痰，最后以益气息风治疗，几天后便获治愈。用药全过程环环紧扣，步步为营，辨证准确，论治精到，病家亦叹为神治。

一一〇、仁心为质　力倡凿井

王孟英一生非常注重饮用水问题，包括喝茶、煎药用水都有专门论述，尤其是在疫病大肆流行的年代，饮用水的卫生，对防止疫情传播起到关键作用，这些内容在他的《霍乱论》《归砚录》《随息居饮食谱》等著作中，都有论及。

咸丰五年（1855）冬天，王孟英回到海宁老家，定居于路仲。一到路仲，他为家乡百姓所做的第一件事，就是建议城乡居民改变饮用水习惯，从千百年来一直从河中取水改为凿井取水，并写了一篇论文，通过乡贤耆宿递交给州府执政者，以推广普及凿井相关的知识。

水是人类赖以生存的必需品。他在论文中开篇即说："窃思人赖以饮食以生，而饮食之烹饪，必藉于水，水之于人，顾不重欤？夫水以流动为性，以润下为德，故水无不流，流者不腐，所谓'合千派而不竭，纳众流而不污'者也。"常年生活、行医在江浙一带的王孟英，对江南地区的水环境非常熟悉，他之所以认为杭、嘉、湖、苏、锡、常等地的水异于他处，是因为这些地区所处的地势平坦，水流极为平衍，自古以来称为水乡泽国，河流千支万条，浜汊纵横繁多。大河之水平稳流淌，浜汊之水则静如止水，而居民大多择水而居，家家户户门前屋后都有一条小浜，居于处、饮于处、食于处，且人畜共用，粪秽倾入，到了暑月大热之时，则毒臭蕴蓄，是导致疫情发生、传播的根源。这正符合古人所讲"止水藏垢纳污，饮之主多病"。

王孟英所处的年代，霍乱、痢疾、疟疾等一些瘟疫病流行病泛滥的原因，大多与饮用水的不卫生有关，事实上这些病在江南地区也更容易传播。当王孟英的《凿井说》一文提交给乡绅后，引起了当时海宁一些有识之士的重视，有支持也有反对。反对者的观点认为，"吾乡为荷叶之地，不宜于井"。所谓"荷叶之地"是指海宁地形，中间低，四周高又四面环水，形状如荷叶。针对这些论点，王孟英予以反驳，他认为凡属于水乡之地，大都如此，不独吾乡如此，他乡能行，吾乡也必能行。

不仅限于论述，王孟英还率先在路仲城乡动员百姓开凿挖井，并推广运用国外先进的挖井取眼技巧，呼吁乡绅带头。他建议说："敢望大雅君子，仁心为质，广为传说，身先开凿，俾人人共饮清泉，而免疾病，则井养不穷，同享王明之福，其阴德曷可量哉！"在王孟英的倡议之下，海宁城乡一时凿井取水之风快速兴起，既防止了疫病的传播，又在大旱之年解决了缺水的燃眉之急。咸丰六年（1856），杭嘉湖地区大旱，王孟英当时正在嘉兴出诊，一路看到乡民干渴无水的景况，大户人家有井者，水费贵至日以千计，而反观海宁，因水井普及，情况远较嘉禾地区缓和。他因此写了一副对联送给率先凿井的邻居："我泽如春，仁言利溥；上善如水，世德流长。"意为饮水不忘凿井人。

一一一、敢告世人　毋蹈覆辙

王孟英所处的年代，正是鸦片从国外输入后在中国大肆流行的时期，作为医生，见证了吸食鸦片对中国百姓造成伤害的惨状，因此对鸦片荼毒国人深恶痛绝。在《归砚录》一书中，他专门写了一篇《论鸦片之害》的文章，阐述了鸦片如何从药用到成瘾，再到误害的过程，并呼吁禁烟。

其实鸦片有害，当时也是大家知道的事实，但是为什么还有那么多的人吸之不肯戒？王孟英从所治的病人中了解到真正的原因，但凡吸烟成瘾，开始都会有一种畅美达于骨髓的舒适，甚至比性生活所达到的快感有过之而无不及，因此一旦成瘾而沉迷于此，虽至死都不会放弃，所以很难戒除，所谓"此烟一吸，其乐逾于登仙，虽死不悔"。几乎所有吸烟成瘾的人都是这样认为的。而且他观察到凡吸食成瘾者，尽管开始身体非常壮健，但吸之数年以后，渐渐黧黑，不久髓竭精枯而死。更有可悲者，原本家有巨资，本身又无病，为了追求快乐，一吸成瘾，最后家破人亡。贫贱之家，因此而失业破家的更是数不胜数，还造成社会上偷盗抢劫日益增多。看到这些惨象，王孟英心痛万分，将鸦片称之为"妖烟"。

王孟英从医学理论分析鸦片毒害的原因，认为吸入之初，为肾所主，又吸烟时人必须以卧而吸，人卧时其气归纳于肾，因此初吸必能大鼓肾气，令人不疲倦，但久而久之，肾之精气生发渐尽，所以能致身体形枯神槁，并不像常人认为吸烟伤肺那么简单。更令王孟英痛心的是，有些人开始只是为了治病，听信旁人鼓动而尝试吸烟，刚一吸入，神清气爽，顷刻绕身一遍，确实起到壅者能宣，郁者能舒，陷者能举，脱者能收的作用，凡经其他药物治疗无效，但暂时一吸则能在短时间产生效果，于是根本不再考虑吸入后对身体造成的长期伤害，将其视为神丹，久之成瘾。既已成瘾，脏腑之气与烟气已互为贯通，一旦发病，必以吸烟才能缓解，而且病愈发愈重，烟量也愈吸愈多，最后吸烟也起不到效果，而烟瘾则欲罢不能，令人致死。

在当时，王孟英力所能及可做的事，除了为病人戒烟，只能呼吁，揭露鸦片的危害，建议抵制进口和种植鸦片。在《归砚录》中，他引用了宁波传教士玛高温发表在《中外新报》上的一篇文章。文章讲述了鸦片从乾隆三十一年（1766）以前每年进口数量不过200箱，乾隆三十一年达到1000箱，嘉庆二年（1797）达到4172箱，道光元年（1821）达到5576箱，道光十年（1830）达到17456箱，到了咸丰五年（1855），则多达65350箱。朝廷每年进口这样大的烟土所耗费的银两是四百七十八兆六百十六千四百元[①]。而每箱以重量计，以平均每人吸食一钱计算，则华人吸食此物者，多达200万余人。仅仅六十年时间，鸦片

---

① 《归砚录》原载。

进口数量之广，凡是有良知的中国人听了无不痛哭流涕。这些鸦片的数量还不包括国内自己种植的数量，因此实际吸食鸦片的人数应该远远不止这个数字。

看完这段文字，王孟英认为玛高温是一位有良知的外国人，因此写下这样一句话："愚谓中华甘此鸩毒，而外邦为之痛哭，洵从来未有之忠告。"

一一二、酒耗谷麦　税收调节

王孟英除了力倡戒烟，也大力提倡限酒，他认为在国家并不富强，百姓生活贫困的时代，酿酒会耗费大量粮食，为此而深感痛心。而饮酒所带来的对人身体和社会造成的伤害，更是王孟英所不愿看到的，在他所著的《归砚录》一书中，有一篇专门论述《禁酒》的文章。

古代酿酒需要粮食。王孟英所处的江南，本是鱼米之乡，粮食以谷米为主，但当时酿酒、造酒的商人发现，酒的销量越来越好，容易赚钱，于是纷纷提高造酒用粮的收购价格，致使农民种植酿酒用粮的积极性提高，导致食用粮减少，粮食供应紧张。在文章开篇，王孟英说道："沃土良田，原以种谷养人，今酿酒之米种者愈增，而养人之谷，种者愈减，此举世所未觉也。余足迹所及虽不广，而到处咨询，凡蕞尔一邑，岁费造酒之米，必以万石计，无怪乎米价之日昂也。"王孟英把当时米价日益走高的原因，归之为酿酒所耗费了大量的粮食。如何解决这个问题？王孟英建议增加销售酒的税收，可以起到遏制造酒泛滥、饮酒成风的社会习俗。

他从国家对生活必需品的税收说起，认为其他生活品可以减少收税或不收税，唯独酒不可以，什么理由呢？王孟英的观点是盐有税而盐贵，人民不能食淡,盐贵则民生更艰难,布有税而布贵,布贵则百姓置衣困难,而人民穿衣则是必需品,这些税收不能提高。但酒则不一样,酒对于人民可多可少,为什么不能提高税收呢?何况煮海为盐,织麻为布,是采天生之物为百货,都是化无用为有用。而酒则不同,是用五谷粮食制成糟粕,是化有用为无用,从这一点上看,酒就应该增税。再从商业角度看,其他商人花千百两之本,南来北往,远涉千里百里,赚取差价,路途尚有不可预测的风险,其利润也不过十之一,而酒商卖酒,则坐拥厚资,优游庭户,其利则数倍于其他商品。因此,就商品而论,酒则更应该增税。

从饮酒对社会造成的伤害来看,王孟英观察到的一些社会现象是,"贞节之人以酒乱性,力学之人以酒废业,盗贼之徒以酒结伙,刚暴之徒以酒行凶,凡世间败德损行之事,无不由于酒"。他列举《尚书·酒诰》中所规定,汉朝三人以上一起饮酒,算作群饮,处以罚金四两。因在汉代就认为酒之为物,志气两昏。要想改变这一社会不良风俗,最好的手段就是通过税收来调节,而国家则可将增加的收入用来投入教育,诚然是经国利民的大好措施。而酿造烧酒,最耗费粮食,尤其在荒年,则首当禁止。

一一三、乡医有道 且道之深

回到海宁路仲的王孟英,新结识了同住路仲的管荣裳。管荣裳只是一位乡医,但在医治外科疮疡疾病方面却非常有经验,在当地也很有名望。

王孟英到达路仲不久,虚心好学的管荣裳便来拜访了这位杭州名医。王孟英与其聊天后得知这位乡医并不简单,尤其是在疮疡外科疾病方面,不仅经验丰富,在理论上也有自己独到的理解。不耻下问的王孟英虚心向他请教外科方面的一些治疗经验,一来二去,两人成了莫逆之交。可惜的是,管荣裳在咸丰六年(1856)患大吐血,突然去世,年仅四十四岁,留下一个才五岁的儿子,乡里老少都为他的英年早逝感到惋惜。就在他去世的前一个月,他带了酒肉菜肴来到王孟英家里,给了王孟英一本自己撰写的书稿,内容全是他治疗外科疾病方面的经验,王孟英看后觉得很有价值,鼓励他进一步完善补充,并答应帮助整理刻印。由于管荣裳的突然去世,此书便成了遗稿而不了了之。但这样一位优秀的乡医,如没有人为他立传,不免遗憾,王孟英便将自己与管荣裳一年多的交往以及书稿里面的部分精彩内容,写入了《归砚录》一书中。

管荣裳原本是一个商人,少年时期便外出经商,天资聪颖。出门在外的他,会经常遇到一些老乡同行有疮疡痈疖方面的疾患,又因自己少年体弱,常患疾病,为了自疗也为了帮人,便自习医学,重点钻研疡科十余年,回乡后就成了医术精湛的一方乡医,因生性慷慨,常常施药救人,能屡起危证,深得乡人爱戴。

好友去世,王孟英再次翻阅管荣裳的书稿,发现其中的一些论述与自己的观念很相似。比如在论及《痈疽》一文中,管荣裳认为,痈疽之生,除乳岩、瘰疬之外,没有内因之说,都是外感六淫引起,如先作内病治疗,又因伤寒发热不彻,温热分解不清,余邪逗留,可成为内痈、流注或附骨痈等,都为内有伏热,外被寒凝所致,即使是胸背等部位发痈,也是由于湿热上升而成,所谓"营气不从逆于肉里,发为痈肿",这些都是外邪入侵所致,如把它们当作阴虚或火炎而生痈疽看,往往在治疗时也会发生差错。这些观点都为王孟英所认同。最使王孟英折服的是,管荣裳认为凡是疡症,不外气血阻滞,即使是损伤致病,也是血凝气滞所致,在治疗上,都不能用补法。有的医生为这些病人开具服内服药,也往往仅是安慰富人的权宜之计,千万不能当成常规治疗的方法。在管荣裳的书中,他极力批评当时的疡医,以利为主,尤其是一些贫穷之家,往往为此倾家荡产,最后为之送命。他说道:"且今世疡医,不知治法,但以书方为能事，更造不服药必遗毒为害之言以惑人，推其意，无非要誉以敛财，不顾其人生死。"这样振聋发聩的抨击之言，深得王孟英之心，为之拍案叫绝。

好友去世以后，王孟英整理了管荣棠的一些验案，记录在《归砚录》中，并为之撰写一副挽联，以志哀悼："频年冷处存心，施药施粮，共叹君肠之热；一旦红尘撒手，斯人斯疾，可怜儿口尤黄。"古道热肠的王孟英，为朋友尽了最后的责任，使之有传于乡里。

一一四、气得下趋　病可渐愈

王孟英在海宁这段时间里，常有杭嘉湖一带的朋友邀其出诊。咸丰五年（1855）冬，濮院吕慎庵邀请王孟英游新塍（今嘉兴秀洲区），并为友人屠舜传女儿看病。

屠女病起产后，延至五年，久卧于床，渐成瘫痪之势，滋补药吃过不少，不见功效。王孟英看到病人时，尽管已是冬令时节，但病人衣着单薄，贴身仅铺草席，但房间窗户全关。从现象上看，患者明显怕热喜暗，一问果然如此。按脉搏弦而滑，再点上蜡烛照看，面色红赤，舌苔黄腻，月经正常，饥不能食，伴有耳鸣头晕，腿软痰多。经脉证判断，属实证无疑。王孟英问病人平时是否会胸闷气升，溲热易汗。回答说，是的。

根据这些症状，王孟英开始分析病情，因当时吕慎庵正随王孟英游学，所以解释得很详细。尽管病已五年，但并不在血分，虽然病起于产后，但根源也并不在此。经过细致询问，才知道病人在没有出嫁之前，素有气升眩晕之病，已将近十年。王孟英告诉吕慎庵，这才是病源，是素因风阳内炽，搏液成痰之证，又因分娩失血过多，导致这次发病更剧。以前的治疗只是舍本逐末，不从本源上去探索病根，仅从产后失血，其体必虚的表象上用药，于是温补愈用，其气愈升，导致气逆愈甚，这是典型的下虚上实之证。

吕慎庵问先生该如何治疗？王孟英开了一张清火降痰之方，告诉病家，服用后只要气得下陷，病可渐愈。看完病王孟英便回到海宁，后来病家跟吕慎庵说，病人按照王孟英所开处方，仅用了五剂就能起床并能扶杖出门。

这年冬天，著名藏书家邵懿辰的女儿，在京城患心悸头晕，渐渐不能起床，发展至语言蹇塞，因治疗无效，回到杭州。多位医生都诊断为虚证，以补虚为主，渐渐发展至少食不寐，频吐痰涎，畏风怕烦，溲短便秘，月经愆期。家人以为这病过不了冬天，于是急请王孟英来杭诊治。王孟英从脉象上看，弦数而滑，面色晄白，苔黄唇红，目光有神而眉蹙，声哑但不失音，勉强能说出一二个字节，但艰涩异常，或以笔代口。然病人并无妄见，思维清楚，显然不是精神神志方面的疾病。王孟英判断病可能起于惊恐，经详细询问病史，病人是在一只大花瓶堕地后，受到惊吓开始发病，明显是由于气机升降受阻，痰涎滞于经络所致，病并不重，只用了舒络涤痰开郁之剂，服后各恙渐减，眠食渐安。

这两个案例说明，王孟英治病重在调理气机。气机疏通，则有些看起来很危重的病人，便能很快恢复。

一一五、传抄单方　最非易事

董枯匏是濮院著名画家，王孟英曾多次应邀去濮院为董夫人诊脉。董夫人因体质素亏，积劳多郁，脉象虚涩，常有寒热，虚火易升，少眠心悸，但生性畏药，又辛劳不肯休息，如要治疗，则需要较长一段时间服药，但董夫人不肯服药而放弃治疗，王孟英只能关照她一些平时须注意的问题。

一年冬天，董夫人患了三阴疟。三阴疟是疟疾的一种，又称三日疟，为三日一发，大多发生在处暑后冬至前。发病后，董枯匏曾写信给王孟英，希望来濮院为其夫人一诊。但当时王孟英正好也在病中，无法前往，董枯匏无奈只能给夫人服用了一张朋友推荐的经验方，说是在桐乡民间流传已久治疗三阴疟的偏方。董夫人服用了三帖后，疟疾确实不再发作。董枯匏很信任王孟英，询问这张处方究竟功效如何？并在信中附录了处方的组成：蜀漆、半夏各二钱，川贝、槟榔各三钱，橘皮、甘草各一钱五分，干姜一钱，木香五分，共八味药。

王孟英看过处方，立即回信给董枯匏，回答说这是一张劫剂。所谓劫剂，是中医对峻猛药物的简称，一般用在权宜之时。董枯匏所提供的这张截疟方，王孟英认为仅可以治疗寒湿饮邪为患的实证，如果是虚证、热证，服用虽也能暂时或愈，但必留有后患，因为他知道董夫人的身体属于虚证。果然如王孟英所料，不久后董夫人的疟疾反复发作，不能痊愈，而且每次发作都较前次严重。当时濮院吕慎庵正在跟随王孟英学医，王孟英与吕慎庵共同商量了一个治疗思路，以镇养柔潜为主，并草拟一张处方，派吕慎庵前去濮院，再结合脉诊及其他望诊情况作出相应调整。经过调整后治疗，很快便治愈了董夫人的疟疾。董枯匏的儿子董味清在海宁有管庭芬、蒋光煦、蒋光熜等诸多文友，他对王孟英的高超医术深为佩服，来海宁遇到朋友每每夸赞。

王孟英也借机向朋友们介绍有关民间偏方使用的常识，如没有在有经验的医生指导下，不可轻易服用。他说："抄传单方，最非易事，若好仁不好学，功过恐不相敌也。"推介民间单验方，光有仁心不够，还必须有好的学问，否则适得其反，反而害人，因此王孟英说"最非易事"。

一一六、微妙之学　脉之可凭

　　王孟英脉学功力之精深，在临诊记录中时有所见。咸丰七年（1857）正月下旬，王孟英已回海宁，杭州朋友彭芝亭的三女患咳嗽内热已数月未愈，导致月经愆期，食欲减退，咽喉糜烂，声音嘶哑，肌肉消瘦，大便溏泄，心悸不眠。彭芝亭很是忧急，只能请王孟英到杭州为之一诊。

　　王孟英古道热肠，便欣然应诺，专程去了一趟杭州。经仔细诊脉，发现左脉细软而数，寸尤甚，右尺洪数，寸关不耐寻按，左寸细数且软。从脉象上看，病人心之气血严重不足，右尺洪数属命门虚火极旺，稍按即逝预示无根之火将尽，又因病起秋季，燥邪犯肺，初起即失清肃之气，阴分素亏，今气阴已绝，源流两涸，再加上胃气已败，时令又逢万物待发的初春，王孟英断言此病过不了惊蛰。为了安慰病人，王孟英还是开了一方，但说清楚此病已无药可救。彭芝亭的二女儿也懂医，听了王孟英的分析，表示认可，当时在场的还有儒医赵笛楼。接下来的几天，王孟英应邵懿辰之邀为其出诊，去了邵家。几天后便接到赵笛楼来信相告，彭女果然于惊蛰前三天去世，便请教王孟英："抑何脉之神耶？"王孟英则谦虚地说："亦偶然事耳。"王孟英还告诉他，前年自己将回海宁之前，去与老友顾听泉告辞，偶尔为之诊脉，诊后大吃一惊，脉已明显出现死象，但又不能直接告诉好友，便对他的儿子说明了此事，其父亲身体可能很难过冬了。果然，顾听泉死于这年立冬时节。

　　就在这一年的二月，王孟英为好友庄芝阶诊脉，诊后告诉他的孙子庄嵋仙，说其祖父的病恐怕难以过夏。果然，庄芝阶死于立夏前三天。这年十月，王孟英再次回到杭州，看望正在病中的族兄王瘦石，并为其诊脉，见脉象尺中微露浮弦。尺脉以沉为佳，浮则说明肾气外越，真气不藏，又现弦脉，则是虚阳欲绝之候，是一种非常危险的脉象。因此王孟英告诉他的儿子，你父亲的病，秋冬应该不会有太大的问题，但明年开春恐怕难过了。果然，王瘦石死于来年惊蛰，而且是无疾而终。

在《归砚录》一书中，王孟英写完这几个案例后，为了不致误导，还是为脉诊作了客观合理的解释。他说道："脉之可凭者如是，而竟有不可凭者，此其所以为微妙之学乎！"脉学是一门精深而又微妙之学，有可凭，有不可凭，王孟英以实事求是的治学态度，对脉学作了客观的评价。

一一七、蒋母病重　急招回硖

王孟英在海宁这段时间，与硖石著名藏书家衍芬草堂主人蒋光焴成为莫逆之交。咸丰七年（1857）春天，王孟英正在杭州为朋友看病，蒋光焴突然派人来接，说是母亲病重，要求王孟英速回硖石为其母亲诊治。

王孟英一听好友母亲病急，立马回硖，直接来到蒋家。看到蒋母牙龈糜烂，面部肿痛，寒热时发，脘闷头疼，不眠不食，苔黄便秘，脉数而弦。因平时常为蒋母看病，王孟英对其身体状况颇为了解，本是血虚肝旺之体，禀赋如此，结合眼前症状，便知她是冬令伏邪至春天始发的温病，便安慰蒋光焴不必紧张，赶紧开了一方，以枳实、桔梗、羚羊角、连翘、栀子、石菖蒲、葱头、马兜铃、射干为方，先治上焦实热，三剂后肿消热退，疗效很明显。然后，王孟英改方，以小陷胸汤加栀子、豆豉、石菖蒲、茯苓、竹茹、雪羹，治中焦郁热，也是三剂，服后便畅胸舒，能食糜粥。最后以西洋参、肉苁蓉、麦冬、石斛、川贝母、竹茹、当归身、知母、黄连养血柔肝善其后，几天后眠食俱安而痊愈。

快速治愈蒋母后，蒋光焴对王孟英的医术更为信任，凡家人患病，都请王孟英诊治。而王孟英也确实不负所望，以其精湛的医技，为蒋家人屡起重证。一次，蒋光焴八十六岁的祖母患病，症见胸闷便秘，腹中有一积块，按之痛甚，入夜畏寒，两目更冷，不饮不食，口苦气粗，家人以为高年病危，恐怕难过一关，急邀王孟英断定。王孟英看过后，根据脉象弦数而涩，认为是肝气素滞，食阻上焦所致，脉涩而气息不调正是气机升降失常的表现，并不是正气将衰的危象。于是告诉蒋家人，不用过于紧张，此病疏通气机便好，并开出一方，用枳实、桔梗、栝楼、薤白、石菖蒲、紫菀、紫苏叶、黄连、橘核、旋覆花为方。结果一剂下去，诸证便缓解下来，蒋光焴亲眼看到这样的疗效，可为"投匕而瘥"，连称神奇。

这年冬天，蒋光焴自己患吐血之证，经王孟英用清舒肝胆之法治疗而愈，后因夜眠不安，臂冷食少，便自服补心丹和知柏地黄丸，一次王孟英去蒋家拜访，蒋光焴顺便告诉他这一情况。王孟英按脉后，因脉弦细而缓，又知其禀赋阴亏，心多思虑，属于五火内炽型体质，这次应是体内虚火旺盛，烁液成痰，阻碍气机。王孟英便告诉蒋光焴，滋腻之药不能再用，即补心丹和知柏地黄丸并不适合于他，并为他重开一方，以沙参、丹参、丝瓜络、白茅根、旋覆花、橘皮、半夏、石菖蒲、茯苓为方。蒋光焴服了十余剂后便安然而愈。

一一八、大令有招　乘桴崇明

咸丰八年（1858），杭州人姚欧亭新任崇明县令不久，其夫人自上一年秋天以来，因夜不成寐，被诊断为心神不宁而广服补药，不寐非但没有丝毫改善，反而渐渐发展至卧床不起，头重如复，善悸便难，肢体易汗，心烦如焚，小便畅但腹中时胀，经崇明当地医生治疗多次不见好转。姚欧亭的家庭老师张心锄是王孟英的好友，向姚欧亭建议，是否去信邀请王孟英来一趟崇明，根据他对王孟英的了解，相信可以治疗姚夫人的病。于是，姚欧亭与张新锄分别写信，并派去专丁，诚恳相邀。

王孟英于这年初夏来到崇明。先诊夫人脉象，左寸关弦大而数，右稍和而兼滑，其他除上述症状外，口不作渴，舌尖独红。根据脉证，王孟英分析判断，姚夫人是忧思谋虑过度，扰动心肝之阳，又中挟痰饮，火郁不宣，再加上过用温补更助风阳，滋腻尤增痰滞。王孟英又看了以前的药方，既用过鹿茸这样的温补药，又用过玄明粉等清热泻火药，便对姚欧亭说，"鹿茸为透生巅顶之物，用于此证，犹舟行逆风而扯满其帆，玄明粉为芒硝所炼，投以通便，是用于阳明之实秘。今胀能安谷，显非腑实，不过胃降无权，肝无疏泄，乃无形之气秘也。"听完王孟英分析，姚欧亭如雷贯耳，知道以前的温补养神或清热泻火全用错了，便请王孟英疏方。

王孟英开出处方以宣降疏泄为主，用人参、黄连、旋覆花、枳实、半夏、芍药、蛤蚧、竹茹、郁李仁、麻仁、凫茈、海蛰，只服了两剂，即能安寐，仅觉稍有口苦溺热。王孟英跟姚欧亭说，这是郁火外泄的好现象，再调整了一下处方，去除蛤蚧，加了栀子，服一剂后大便通行，腹胀减轻，脉亦柔和。王孟英再次调整处方，去除麻仁、郁李仁、雪羹，加入石英、柏子仁、茯苓、橘皮、小麦、莲子心、红枣核，三剂后各恙皆安。

一个病程长达半年多的病人，经王孟英精准辨证论治，仅用了六天时间，便治愈了，姚欧亭真以为神了，希望王孟英能在崇明多待一段时间，把夫人的身体再调养一下。张心锄更是对王孟英佩服得五体投地，把自己的儿子张笏山交给他跟随学医，希望他好好带教。王孟英因家乡诊务很忙，便匆匆告辞，临行前为姚夫人留下一张处方，前方去除石英、栀子，加入冬虫夏草、鳖甲，作为善后调养，然后带着张笏山回到海宁。

病愈以后的姚夫人因生性操劳多虑，一年以后旧病复发。这次，姚欧亭不再请当地医生折腾了，直接写信给王孟英请他来崇明。王孟英因没有空，也知道姚夫人的身体不会有大碍，便派学生张笏山前往，根据老师的嘱咐，张笏山也很快治愈了姚夫人的病。

一一九、如若初起　一味可愈

王孟英一生对滥用补药深恶痛绝，因为他看到很多病人由于先期用过太多补药，因无效导致病情演变。在海宁期间，他又遇到一例差点因此送命的典型病例。

在朝廷做官的沈雪江，冬季回嘉兴度假，偶患头晕既而右侧手足麻木，当地医生已用过人参再造丸九十余粒，渐至挛曲不伸，针灸、药物治疗都没有效果。第二年春天，王孟英正好去嘉兴出诊，接到好友李雨村来信，希望他能为沈雪江一诊。

王孟英见到沈雪江时，见其手足肿痛，便坚溲赤，口干舌绛，鼻尖部有一瘰疬，脉象弦滑而数，问诊过程中又知道其平时屡有鼻衄。从脉证看，王孟英判断其为肝阳易动之体，平时又因用脑过度，性格体质导致阴虚火盛，肝阳生风，烁液成痰，窜入经络，这应该是本病初生时的情况。假如当时判断正确，治疗并不是难事，甚至用一味竹沥频频灌服即可治愈。但屡用温补，已成痼疾，幸好病尚在经络，王孟英告之必须马上停服补剂，如想好转，需及时服用清通宣泄之剂。于是为其处方，只用了三剂，肿痛即稍有好转。但沈雪江身为朝廷命官，平时习惯于温补调养，对清热一类的药物较有畏忌，病情好转以后便认为王孟英用药太过清凉，多服怕伤脾胃，不敢再服，换了医生又以温补法治疗为主。李雨村也不好意思再请王孟英，此后王孟英便回到海宁。岂知，沈雪江换药后，病况非但没有好转，反而出现大便艰难，胸次窒塞，不思饮食，勉强吃粥辄为呕吐，次日又转为滞下，色白如鱼脑，日下数十次，医生看到这样有出无入的情况，认为是脾胃两伤，再用温补法加固涩药，最后导致鼻衄如注，且有成块成条血块从喉间涌出，米粥不能下咽，小便艰涩不行，只能靠呷茶润口。此时，有的医生认为已成关格之证，无药可救了，也有医生认为可用引火归元之法，结果愈用愈剧，束手无策，家眷已经准备后事。

这时，沈雪江的弟弟沈云峰想到王孟英之前治疗时，本来已有所好转，何不再请王孟英来想想办法。于是再托人请王孟英专程来到嘉兴。王孟英看到病人面色枯萎黧黑，牙关紧闭，舌不出齿，脉至右滑，左弦细数，尺不应指，胸闷溺涩，认为病情虽属危急，但呼吸不促，尚能安寐，应该尚有一线生机，急用白头翁汤加参连汤合而用之，再加石菖蒲宣通阳气，石斛、白茅根生津凉血，一剂后下利减半。第二天原方减去黄连、黄柏，加元参、犀角、童便专治鼻衄，一剂后鼻血减少，下利渐止。第三天改方，以西洋参、丹参、麦冬、茯苓、石菖蒲、石斛、小麦、竹叶、栀子、甘草梢、燕窝，三剂后血止，牙关渐开，但苔色黄腻，饮食困难，需拍膈才能下行。王孟英再改方，以小陷胸汤为主，几天后，自觉身体略轻，手腕稍舒，再改为清肃肺胃，展化气机以充其津液，用药后舌苔渐退，口渴亦减，脉较平和。其间各证虽有反复，但总体渐趋好转。王孟英随证调整处方，二十余天便能起坐，右腿可以伸屈，但软而无力。至此，王孟英认为已无生命危险，便留下一张调理善后之方，回到海宁。到了十月份，听说病人已能站立，不久恢复如常。

此病例因过服温补导致，王孟英列举为教训深刻，他用母亲的话"人身如欹器，满则必复"作为警示，说道："半年蛮补，填满胃中，设不倾筐倒箧而出，亦必塞死，岂可不加揣测，而误认为神机化灭之出入废、关闸不禁之下利、阴盛格阳之吐衄，而再施镇纳堵截之药哉。"好在王孟英及时补偏救弊，沈雪江才捡回一条性命。

一二〇、假馆潜斋　补遗验案

杭州徐亚枝是王孟英的学生。咸丰七年（1857），王孟英回到海宁后，他来路中看望老师，在老师家里看完了《归砚录》初稿，看到书中老师记载了近两年来的精彩医案，为之拍案叫绝，不由想起三年前，老师为自己两位家人的治病过程，也非常成功，于是他特别提供了原案，请老师加入书中。

第一个案例是徐亚枝的三儿媳，因患身热头重、脘闷、频呕不食、耳聋，徐亚枝先开了一剂清解药，病未减轻，反而月经先期而至，邪虽尚在气分，但营阴素亏，恐易陷入血室，不敢再治，急请老师诊治。王孟英看过后，先投小柴胡汤一剂，病稍有好转，但虚象毕露，出现少腹右侧掣痛。第二天王孟英改方，于清解之中加入养营通络柔肝之品，服四帖，到了第七天，病人出现战汗而愈（即寒颤大汗）。因第二次所改原方被三儿遗失，只记得后四帖重用生地为君药，是采用血虚者必养血则得汗之原理，又因病人兼有气郁，如不先清展气机，则养血之药不宜先入，因此王孟英先用一剂小柴胡汤疏解气机，然后再用四剂养血之剂，终得战汗而愈。徐亚枝说："此因事制宜之所以不易也，要在先辨其体气与病情耳。"深感老师的高明之处。

第二个案例，徐亚枝认为更奇特。病人是他的内侄媳，身体消瘦，较三儿媳更柔弱，而且已有五次分娩史，这次产后即发壮热，急请王孟英诊治。王孟英诊断为暑热证，投大剂清解，数剂后也是战汗而愈，没几天胃气亦复。但几天后，忽又壮热，便闭渴闷，不饥。这时有人担心是产后用药太过寒凉所致，认为王孟英之前的治法只能暂时好转，无法治愈。好在全家人平时对王孟英的医术深信不疑，还是继续请来王孟英诊治。王孟英诊过脉象后，果断说，这不是原病复发，而是食饮过度所致，称之为"食复"。食复是一个证名，指大病之后，因饮食失节而致复发者。经反复询问期间的饮食,确实如此,尤其是过食豆腐。于是,王孟英仅用枳实栀豉汤加栝楼、连翘、桔梗、薄荷、莱菔汁,三帖而愈。

像这样的症状,徐亚枝补充说:"斯人斯证,使他医视之,必以为营阴大亏矣。而半痴独不顾及,凭证用药,应手而痊,且愈后不劳培补,寻健如常。又可见产后不必皆虚,而体气之坚脆,亦不能但凭于形色之间也。嘻,难矣!"两个案例都是徐亚枝的亲人,因此感慨尤其深刻。

一二一、虽非大证 稍误亦危

在《归砚录》一书中,王孟英还记载了几例为自己家人治疗的案例。虽然是一些小病,但如不及时治疗或稍有误治,也可演变成危证,因此他作为经验记录下来,供后人借鉴。

咸丰七年(1857)七月初,王孟英刚从嘉兴回到海宁,他六岁的小侄子王寿和,突然畏寒身热抽搐,面色潮红,谵语大汗而四肢厥冷。急请王孟英去看。王孟英看到孩子舌苔黄腻,口渴唇红,诊断为停食感冒,叫孩子父母不用紧张,仅用枳实栀豉汤加石菖蒲、莱菔叶煎汤,调服玉枢丹五分灌服,第二天谵语抽搐减轻,仅有腹痛稍有吐泻,睡醒后则神情昏乱。王孟英说,这是邪气外泄之象,治当迎刃而导即可,于前方中加紫苏叶一分、黄连二分,煎服后,连吐三五次,泻六七次,腹痛即减,第三天便神情爽朗。王孟英看过后说"去疾莫如尽",关照再服原方一帖即可痊愈。治愈后,王孟英告诉他们,小儿之病大多因于食滞,所谓胃不和则卧不安,阳明实则谵妄。如作小儿惊风治疗,多会坏事。更有愚昧者,惑于巫医而祭鬼神,则更为可笑。

八月初,王孟英在杭州出诊,二女儿王定宜患外感十余天未愈,热虽退而干咳无痰,不眠、不食、不便、胸腹没有感觉不适,五心烦热,形体消瘦，其母亲担心成为痨病。王孟英回家后为女儿把脉，脉象弦细，知是痰阻而气不通，仅以紫菀、白前、栝楼仁、薤白、橘红、半夏、石菖蒲、竹茹、枳壳、桔梗，服了几天后便痊愈了。当时三女儿王杏宜年仅十四岁，因前一阵照顾姐姐的病，操劳过度，又受到雨淋，感受寒湿后也发病了，初起畏寒微热，腿肿而酸，泛泛欲呕，兼有微咳。王孟英看其舌苔微黄而腻，舌尖微绛，脉缓滑，以枳实栀豉汤加白前、紫苏叶、杏仁、桔梗、黄芩、莱菔。服用一剂后，第二天王孟英出诊回到家里时，夫人说，女儿服药后神情昏瞀，呕出药食，担心夹带痧邪，为她刮背去痧。王孟英看了一下女儿的情况，安慰夫人，这是食滞上焦，浊未下行所致，没有多大问题。这夜女儿睡得也很安静，第二天早上，王孟英在原方中加入石菖蒲、紫菀，便又出门去了碛石。黄昏时刻王孟英回家，夫人告诉说，女儿午后又出现神情昏瞀，恐怕病况有变，叫他明天不要出门了。女儿一夜病情平静，早上问答如常，胸口拒按，因为吐而未畅，大便未行，王孟英以前方加小陷胸，再用朴硝敷贴胸口，到了上午十点，病情忽又加重，神昏如寐，呼之不应，时或妄言，面色晦滞，四肢时冷。看到女儿病重如此，夫人流下了眼泪，以为女儿不行了。王孟英再次按脉，脉象并没有太大变化，坚持认为这是浊气上薰，清阳失布所致，不是寒邪深入，也非温热逆传，便安慰夫人不必伤心，原方再用一剂，但病情依然如旧。这下王孟英也觉得有些疑惑，再仔细审察病情后，原方中加入薤白、石菖蒲各一钱，栝楼仁三钱，煎好后再加入一小杯米酒，同时外用葱白捣烂敷贴胸口。入暮后，女儿开始微汗，四肢温和，不久大便溏泄，泻后神志清醒，入夜安寐。其后两天，经过原方加减出入，胸次渐舒，也无谵语，惟偶有妄见，夜有恶梦，时有潮热。王孟英再次改方，用栝楼、薤白、石菖蒲、竹茹、连翘、白薇、紫菀、半夏、栀子、豆豉、省头草，通腑涤痰，服后连解大便三次，各恙皆平。然后改用清肝肃肺法，至第七天，身凉痊愈。

另一例是蒋光焴的第五个儿子，出生不满周岁，忽患身热抽搐，不啼不乳，神呆嗜卧。蒋光焴担心患了惊风，连夜派人到路仲叫王孟英去硖石诊治。王孟英赶到一看，只是风热挟痰，用开泄清解法数帖后，大便通行，痰从咳嗽中吐出，很快便痊愈了。

以上几个病例，在王孟英看来，尽管症状有些吓人，但都不是重证，如不辨清楚，一旦误治，既有变证可能，也会随时发生危险。因此，王孟英在《归砚录》一书中特为之录入，并谦虚地说是"以备大匠木屑竹头之需"。

一二二、此病在胆　而不在心

嘉兴严小亭的夫人，五十八岁，因几年前家有诉讼，担忧惊吓而起疑心病，怀疑自己会吞金自尽，以至于叫家人把她衣服上的纽扣全都拆去，怕自己会吞下去，还常常把自己的双手缚着，不允许家人包括丈夫、儿子、儿媳、孙子等闲杂人进入房间，说是恐怕有人会拿金银环饰品进室，会不经意间吞下。整天躲在室内不出门，房内仅留下一个自己信得过的老女仆伺候她。除此以外，严夫人生活起居如常，看不出有其他病痛，请了几个医生看过，都认为是肾虚，用大补元神或镇潜之剂，也不见什么疗效。

到了咸丰七年（1857），因严夫人并发右腿青紫肿痛，牙龈腐臭，王孟英正好去嘉兴，严小亭便请王孟英诊治。王孟英诊过脉，弦滑而数，对病史作了全面了解，认为"此病不在心而在胆"，因为从病人的主诉中发现严夫人思路很清晰，对往事记忆力极强，谋虑和思考事情也很完善。从这些现象分析，并不是神志不足的表现，而是胆热引发的善疑，又过多使用了大补元神之温热剂，结果愈补热愈炽，热炽又传于胃，胃热蕴结壅塞，而形成腿青牙疳之证。因旧病已成痼疾，宜先治新病，用石菖蒲、胆星、石膏、龙胆草、知母、元参、银花、栀子、白薇、竹茹、黄连，调服玉枢丹，并令购白马乳饮服。六剂后病减去大半，半月后新病痊愈。

临别前王孟英又为其痼疾开了一方，并关照长期服用白马乳。半年以后，王孟英再去嘉兴，脉已平缓，胆热已和。王孟英认为白马乳的治疗作用功不可没。

白马乳是王孟英很推崇的一味食疗药，在《随息居饮食谱》一书中列有专门一条："马乳，甘平。功同牛乳，而性凉不腻，故补血润燥之外，善清胆胃之热，疗咽喉口齿诸病，利头目，止消渴，专治青腿牙疳。白马者尤胜。"在这里他特别提到治疗"青腿牙疳"，可见其疗效的确切。

一二三、每见重证　不可轻弃

遇重证不可轻弃，是王孟英一贯的理念，也是他教育学生的口头禅。咸丰七年（1857）秋天，王孟英正在嘉兴出诊，好友朱兰坡知道后，邀请为其父亲诊治。

朱父年逾六十，平素患有足肿病，当年夏季因先发疟疾又转患痢疾，痢止后腹部胀痛不止，渐至脘闷面浮，继而一身俱肿，已看过嘉兴各大名医，都没有明显效果，迄今已卧床百日有余，家人已经开始准备后事了。

王孟英先为病人诊脉，左脉极细，右弱如无，又舌赤无津，呻吟呕沫，不眠不食，溲短目多眵。看到这样的情况，王孟英认为病情确实很重，病人本系肝旺之体，中土受伤，运化无权，现今气液两绝，如何下手？亦颇为难。面对家人的再三恳求，王孟英思索良久，先开了一方：人参须、石菖蒲、仙半夏各一钱，石斛、冬瓜皮、建兰叶各三钱，竹茹一钱五分，姜汁炒黄连四分，并嘱用陈米汤煎服。处方简洁，仅开一剂，以观后效。

第二天一早，朱兰坡兴冲冲跑到王孟英的住处，告诉他说，昨日一剂下去，今晨明显好转。既然病情出现转机，家人岂肯轻易放弃，恳请王孟英再诊。

王孟英拿起医箱转身就跟着来到朱家，看到病人面浮已退。病人高兴地说昨日服药后胸腹中舒坦了许多，也没有了呻吟声，且能进食稀粥，按脉搏亦较昨日有力。于是，王孟英在原方中加入冬虫夏草一钱，乌梅肉炭四分，服后连解大便数次，如酱色，并有蠕蠕之虫无数，泻后腹胀腹痛立刻消失，第二天肢肿亦退，舌润，能食粥。第三天，再邀王孟英出诊。王孟英得知服后情况，又看到病人脉色皆和，当然也是欣喜万分，连连说，自己也没想到疗效会如此之快捷，并坦率说，当初也不知有虫病，用黄连和乌梅是为了泄热生津、柔肝和胃考虑，竟然能暗合病情，也是朱兰坡为父治病的孝心感化了上苍，故危险至此的重病，竟能以一二剂取效。当然，这是王孟英的自谦之词，每次治愈重危病人后，王孟英从不贪功。当然其疗效之好，与王孟英辨证用药的精准是密不可分的。在病人面前，王孟英只轻描淡写说了一句，要为我邀功，实为惭愧，一定要说是我的功劳，那也是我"以见重证不可轻弃"的个性决定。

第二天王孟英要回海宁，临行前再去看望了朱父，关照了一些注意事项，并留下一张善后方，在原方中加入了燕窝根、薏苡仁、白蒲桃干三味药。几天以后，病人完全康复，能出房行走。